JN231535

「腰と背中」が一生まがらない・ちぢまない！

「1分 寝たままストレッチ」

内科・整形外科医
芦原 紀昭

PHP

はじめに

歳をとるほどに、体を支え続けた膝や腰には負担が蓄積します。痛みに悩み、ちょっとした動作が大変だと感じるようになります。「少し前まではできていたはずなのに」と悲しく思いながら、それを「足腰が弱ったから」と片づけてはいませんか。時期を同じくして、ご家族から「なんだか背が低くなっていない？」と言われたり、街を歩いているときにウインドウに映った自分の姿を見て「おばあさんみたい」と愕然《がくぜん》としたり……。これも加齢のせいだから仕方がないと思っていませんか。

私は内科・整形外科を専門とする医師として、約20年間、膝や腰の痛み、脚の関節などの研究を行なってきました。そのなかで筋肉についてさまざまなことを学び、病気や交通事故など自分自身の体験を通して、筋肉がもつ力の可能性についてじつに多くのことに気づきました。

体のさまざまな箇所に痛みや不調をもつ人の多くは、筋肉が硬く短くなっているのです。そしてそれは、筋力の低下となって現れます。長年の生活習慣などによって負荷や負担がかかり続けた筋肉が、とくに短くなり、左右や上下、全身の筋力バランスが崩れた結果が体の不調となって現れるわけです。

全身の各部位にある筋肉が複雑に作用し合って体を機能させます。なかでも重要なのが大腿《だいたい》四《し》頭筋《とうきん》と大胸筋で、これを伸ばし、鍛えることで、全身の筋肉の力もアップし、腰痛や膝痛、肩の痛みなども軽減していきます。体の筋肉、筋力を鍛えることで、運動能力はもちろん、記憶力や内臓などもよくなっていくのです。

本書では、こうした筋肉を鍛えて筋力を高める簡単なストレッチをご紹介しています。70歳になっても80歳になってもできる、長く続けることができる体操ばかりです。すぐに効果が出ないかもしれませんが、半年、1年と続けるうちに、効果を実感できるようになることでしょう。

筋肉を鍛えて筋力が上がれば、体温が上がり、代謝もよくなります。ホルモンの分泌促進にもつながります。そのように体の調子をバランスよく整えるために、「寝たままストレッチ」が一助になれば幸いです。

「腰と背中」が一生まがらない・ちぢまない！　「寝たまま1分ストレッチ」　もくじ

第1章　日本人に多い腰まがり

第2章 女性は要注意！

第3章　簡単らくらく！　寝たままストレッチ

第4章　気をつけたい生活習慣

第1章

日本人に多い腰まがり

日本のお年寄りには腰や背中がまがっている人が多い？

そもそも背骨はまがっているものです

「ピンと伸びた背中」「背筋がまっすぐ」。姿勢のよい人を形容するとき、そんな言葉をよく使います。ところが、背筋がまっすぐだと、人の体にとっては不都合な場合があることをご存知でしょうか。

人の頭の重さは、体重の10％前後といわれています。体重50kgの人なら、約5kg。これだけの重さを首から連なる背骨で支えなければなりません。そのための仕組みが、ゆるやかなS字カーブです。首（頸椎《けいつい》）は前に、胸（胸椎《きょうつい》）は後ろに、腰（腰椎《ようつい》）は前に、各部分はそれぞれの向きにカーブを描くように湾曲しています。ゆるく描かれたS字状の背骨はちょうどバネのような働きをし、頭の重さを分散させて受け止め、背骨にかかる負担を軽くしているのです。歩くときの衝撃も和らげてくれます。背骨がまっすぐだと、そうはいきません。

また猫背のように背骨がC字のように丸まっている場合にも、頭の重さを支えきれずに肩や腰など体の各所に負担がかかり、肩こりや腰痛の原因にもなります。

あなたの背骨はきれいなS字カーブを描いているでしょうか。ご家族の方などに、ふだんの立ち姿を横から見てもらってください。力を抜いて立ったとき、背骨がS字なら、肩と耳の位置はほぼ垂直なラインでつながります。猫背の場合、耳は肩の位置より前方にくるはずです。

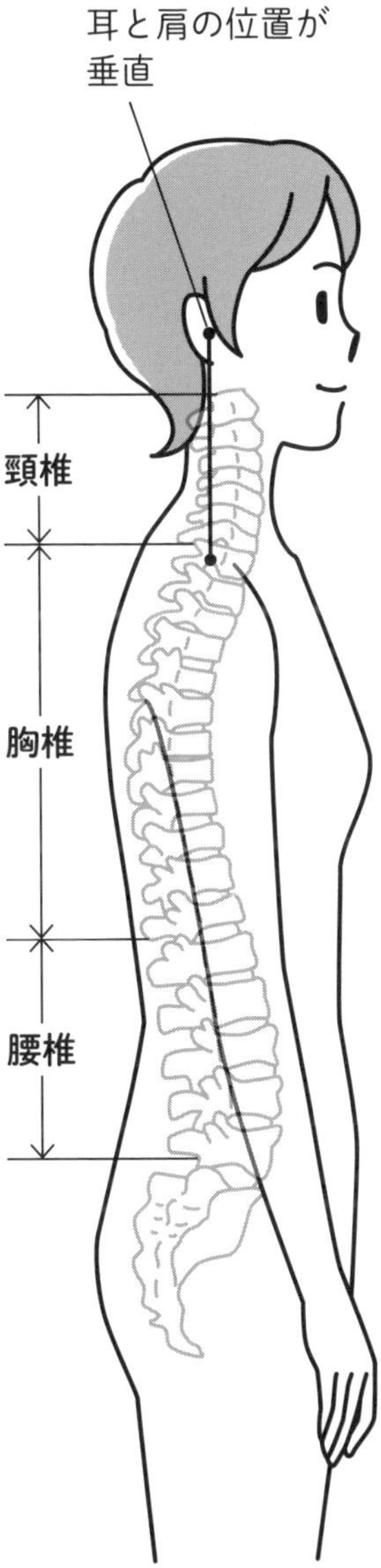
耳と肩の位置が
垂直
頸椎
胸椎
腰椎

きれいな「S字カーブ」が重要な理由

背骨がS字を描けていない人に多いのが、背中や腰が丸くなる猫背です。近頃では、パソコンやスマートフォンを長時間操作することに由来するストレートネックも増えています。いずれの場合も背骨に衝撃を逃す「たわみ」がないため、首や肩、腰、さらに膝に負担がかかり、痛みを招くことになります。

暇さえあればスマートフォンを操作している人を、よく見かけます。その人たちの様子はというと、うつむき加減で、顔を前に突き出したような状態。この状態だと、それでなくても重い頭が重力に従って下へ下へ向かうのを留めて支えるために、首の骨の湾曲がなくなり、まっすぐ斜め前方へ伸びることになります。これがストレートネックです。このとき、首や肩甲骨の周辺の筋肉を使って頭を支えることになります。この状態が続いて慢性化することで、肩こりや首の痛み、頭痛などの症状が現れるのです。

ストレートネックの原因としてスマートフォンの操作がよく挙げられますが、じつは自転車ばかり乗っているのもよくありません。背骨が少しまっすぐになってしまい、S字カーブを描けないのです。自転車ばかりに頼らず、歩くように心掛けましょう。

猫背も同じで、重い頭を支えきれずに首まわりの筋肉に負担がかかり、さらには頭や上体の重みが腰に加わることで、腰痛を起こす原因になります。

さらに気がかりなのは、このような姿勢を続けた結果、シニアと呼ばれる年齢になったときに、立派な「背まがり」「腰まがり」の状態になりかねないということです。詳しくは後述しますが、背中や腰がまがると、心身や日々の生活にさまざまな悪影響を及ぼすこともわかっています。

背骨の本来のラインはS字カーブ。S字状なら、まがっていて正解であり、健康のためにとても重要なことなのです。ただし、けっして、猫背のようなC字のラインではないことを覚えておいてください。

なぜ日本のお年寄りに「腰まがり」が多いのか

欧米人と日本人とで、背中や腰がまがった人の多さを比べたデータがあるわけではありませんが、経験的に、欧米には背中や腰がまがった人は少ないイメージがあります。骨格の違いなどもその理由のひとつに挙げられることがありますが、それほど大きな違いのないアジアの国々の人たちと比べても、やはり日本人のほうが「腰まがり」の高齢者は多いように思います。また、海外在住の日本人にも、背中や腰がまがった人を見ることは少ないようです。

その理由はどこにあるのでしょうか。やはり、日本ならではの生活文化に由来するところが大きいのかもしれません。

◆日本人に多い理由 その①

［和室文化］

近頃では和室がある家も減ってきているようですが、日本はもともと畳中心の生活です。靴を脱いで家に上がり、座るときには正座をしたりあぐらをかいたりという習慣が昔からありました。畳や床に座る生活では前かがみになることが多くなるので、腰まがりに結びつきやすいのかもしれません。あぐらは背筋がまがりやすいともいわれます。

一方、外国では椅子とテーブルの生活ですね。リビングではソファに座ってくつろぐ。畳の生活に比べると前かがみで行なう動作は少なくなります。畳か椅子か。そんな昔からの生活スタイルの違いも理由のひとつかもしれません。

◆日本人に多い理由 その②

［農作業など前かがみの作業］

手作業でする仕事に従事している人は、どうしても背中や腰がまがってきます。とくにものを拾ったり持ったりするなど、前方にかがんで手作業する場合に猫背になりやすいのです。たとえば、農作業をする人に背中や腰がまがってしまう人が多い。そもそも田植えや畑仕事などの農作業は、前かがみの作業が多いものです。そして長時間同じ姿勢で作業します。農機具が普及していない時代では、田植えなら3～4時間くらいずっと同じ姿勢で作業をしていました。

今では農業のスタイルも変わってきていますから、昔に比べると、背中や腰のまがったお年寄りは少なくなっているようです。しかし、小規模な日本の農業では、草取りなど中腰や腰をまげて行なう作業が、今でもやはり多いのです。そして、そうした作業は腰に負担をかけやすい。外国の機械化された大規模農業では、そういうこともあまりないのでしょう。

◆日本人に多い理由 その③
[食生活]

食生活の違いにも要因があるという説もあります。たとえば水の違い。日本の水はミネラル分の少ない軟水ですが、ヨーロッパなどではさまざまなミネラルが含まれた硬水が飲まれています。このミネラル成分が、骨や筋肉、神経などに作用して、機能を促進させているといわれます。日本国内でもミネラル、とくにカルシウムを多く含む水を飲む地域では、背中や腰がまがったお年寄りは少ないそうです。

また欧米など外国の人々は、牛乳やチーズ、ヨーグルトなど乳製品を多く摂取しますが、日本の一般家庭の食卓にそうした品々がのぼるようになってから、まだ50年ほどしか経っていません。

海外ではカルシウムを多く含む水や乳製品を日常的に摂取することによって骨が丈夫になり、腰まがりにならなかったのではないかと考えられます。

日本人に背中や腰がまがったお年寄りが多い理由を挙げましたが、こうした生活習慣、生活文化は、今ではずいぶん変わってきています。住まいも食生活も洋風化が進みました。その結果、腰まがりのお年寄りは少なくなったかもしれません。

しかし、背中や腰がまがる理由や要因は、ほかにもあるのです。

MEMO

- 頸椎、胸椎、腰椎からなる背骨はゆるやかなS字カーブのように湾曲し、頭の重さや動作による衝撃を分散している
- 日本人に腰まがりが多いのは、日本古来の生活文化が関係している
- 生活文化の多様化、洋風化によって将来的には腰まがりのお年寄りが減るかもしれない

知っておきたい まがる原因、ちぢむ原因

加齢による体の変化を知る

多くの人が、50歳を過ぎる頃から体力の衰えを実感するようになります。スポーツをするときや、階段の上り下りのときなどに、「以前はこんなことなかったのに」と思うことが増えてきます。70歳頃になると、体力の低下はさらに顕著になります。膝や足腰が弱って、ちょっとした段差でつまずいたり転んだりすることもあるでしょう。体が思うように動かなくなってきているのです。

また、歳をとると身長がちぢむとよくいわれますが、実際に60代頃から少しずつちぢみ始め、2～3㎝、もしかするともっとちぢむのかもしれません。背中や腰がまがると、さらにちぢみます。

お年寄りの7～8割は、多かれ少なかれ背骨がまがっているというデータが

ありますo 日本人に多いとされる腰まがり。まがらずとも、背中や腰が丸まった猫背の人も多いでしょう。放っておくと悪化するばかりの腰まがりや猫背のように、加齢とともに進んでいく体の変化にはどんなものがあるのか知っておきましょう。

◆筋肉量の減少

成人の筋肉の重量は、個人差はありますが、体重の約40％とされています。20歳前後と70歳前後の筋肉量を比べると、男女とも70歳前後では約30％も減少してしまいます。日頃から運動など何もしないでいると、10年間に約６％ずつ、筋肉量が減っていくというわけです。

また、重量の低下とともに、筋肉そのものも弱くなっていきます。

◆筋力の低下

量が減り、弱くなった筋肉のもとでは、筋力も低下します。そのうえ、高齢になると体力や活動量も減って、あまり動かない生活を送るようになります。

そうするとさらに活動量は減っていき、筋肉の萎縮が進んでしまうことに。加齢による筋力の低下は、こうした筋肉の萎縮によるものなのです。

◆身長の低下

姿勢を支える筋肉が加齢によって衰え、背中や腰がまがってしまったり、また椎間板が弱くなってつぶれたりずれたりして背骨が変形することによっても、身長がちぢんでいきます。ここにも筋肉の影響が見られます。

◆関節の動きが悪くなる

加齢とともに関節の軟骨が少しずつすり減ることで、関節の形が変わっていきます。関節に痛みが出たり、動きが制限されたりするので、日常生活にも影響が出てきます。60代以上では、股関節や膝、肘、手指の関節の約80％にそうした症状が見られるといわれています。

また、加齢により足裏の筋肉が短くなることで、足首の可動域が減ってしまうということもあります。

◆体力（俊敏性）の低下

高齢になると全般的に体力が低下して、少し外出しただけでも疲れてしまいがちです。なかでも俊敏性は大きく損なわれます。それは、筋肉を構成する筋繊維のなかで、瞬間的に大きな力を発揮する「速筋」が衰えるから。とっさの動きに対応しにくくなります。

◆バランス感覚の低下

筋力の低下と、平衡感覚をつかさどる機能の衰え。この2つが相まってバランス感覚が低下します。そのためうまくバランスがとれず、歩行動作が不安定になってしまう場合があります。また下肢の筋力が低下することで脚があまり上がらず、すり足のような歩き方になり、つまずきやすくなります。

こうして見ると、加齢による体の変化には、筋肉が大きくかかわっているのがわかります。筋肉量や筋力の低下が姿勢や体型、体力の変化を招いているのです。

自然の摂理である老化は、あなたが気づかないうちに進み、心身に不調をもたらすかもしれません。

ただ、加齢による身長のちぢみ、筋力の低下、椎間板の減りなどはある程度仕方のないことなのかといえば、必ずしもそうではありません。体操やストレッチなどを行なうことで防ぐことができますし、また改善もできるからです。

まずは現在の自分の体がどのような状態にあるのかを自覚し、まがらない、ちぢまない体を目指してほしいと思います。

まがる・ちぢむ原因は、筋肉・骨・神経にあり

加齢による体の変化＝老化には、筋肉が大きくかかわっていることがわかりました。筋肉量が減ったり、筋力が低下することで、姿勢を維持することができなくなるわけです。ですから筋力を鍛えれば、腰まがりを予防することができるのだと考えています。

ただ、身長がちぢんだり背中や腰がまがったりするのは、筋肉のほかにも要

因があります。それは骨と神経です。

骨粗しょう症による脊椎《せきつい》の圧迫骨折と、脊柱管狭窄症《せきちゅうかんきょうさくしょう》などによる痛みやしびれ。腰まがりの原因となるものです。それぞれが独立して腰まがりの原因になるというより、筋肉の衰えとともに複合的要因となっているのではないでしょうか。

それぞれの要因を見ていきましょう。

◆筋肉の短縮

体の各部位にある筋肉のなかで、加齢とともに最も早く衰えていくのはどこの筋肉かわかりますか？

それは、下肢の筋肉です。上肢や体幹の筋肉と比べ、最も早く衰えるだけでなく、減少率も下肢が最も大きいのです。なかでも衰えの目安とされるのが、太もも前部にある大腿四頭筋。つまり、この大腿四頭筋を鍛えることが、筋肉の若さを保つことになるのです。さらに大腿四頭筋を鍛えると膝の痛みが治まるともいいます。膝だけではなく、全身の筋肉にも作用するのです。

そのために大切なのは、まず、足裏の筋肉を伸ばして鍛えること。太ももなのに足裏？　と思われるでしょうが、足裏の筋肉は全身の筋肉と連動しています。そして多くの場合、加齢に伴って、足裏にある筋肉が短縮してしまっているのです。お年寄りが、すり足のような歩き方でヨタヨタと歩いているのは、足の裏の筋肉が短くなってしまっているからなのです。

ですからこの筋肉を伸ばす。そして全身の筋肉を、しなやかに伸びちぢみする力が備わるよう鍛える。そうすることが姿勢を保つ力をつけ、身長のちぢみや腰まがりを防ぐことにつながります。

◆いつの間にか骨折

50歳以上の女性の3人に1人がかかるといわれる骨粗しょう症。これにより骨量がどんどん減少して骨がもろくなり、軽微な力が加わっただけで圧迫骨折してしまいます。たとえば、くしゃみをしたり、重いものを持ち上げただけで、脊椎からつぶれて背中や腰がまがってしまうこともあるのです。

骨粗しょう症による圧迫骨折で変形した脊椎を直すことは難しいものです。

当然、脊椎だけでなく全身の骨の強度が落ちるわけですから、骨折によって腰まがりどころか、寝たきりにならないよう、しっかり予防したいものです。

◆脊柱管狭窄症など

若い頃に重労働などで無理をしたり、腰を痛めたりしたことがある人は、脊柱管狭窄症にかかりやすいといわれます。下肢の痛みやしびれが起こるという症状がありますが、神経を守るために腰をまげたり前かがみになったりすると、痛みやしびれが軽減します。

そのため、どうしても腰をまげた状態が日常的に続くことになり、その結果、腰まがりが常態化し、さらに関節の動きまで悪くなってしまいます。

その症状、まがる・ちぢむ予兆かも

腰まがりや身長のちぢみには、痛みなど身体的な症状や病態という意味での予兆は、ほぼありません。ない、というより、わからないというほうが正しいかもしれません。なにしろ、それは、少しずつ少しずつ進んでいくものですから。

突然訪れる腰まがりの前兆があるとすれば、それは骨折によるものでしょう。先述したように、とくに女性は骨粗しょう症にかかりやすく、骨の強度が落ちることで骨折をしやすくなります。

ただし、そんな場合でも、そのまま腰まがりへつながっていくのかといえばそうでもなく、適切な治療によってまがらずにすむ場合が増えています。

今は圧迫骨折などの場合、そんなに安静にさせません。ベルトなどで固定もしない。むしろ運動をすすめることで、まがらずに治ることが多いのです。

「痛い、痛い」と言って動かず、何もしない人はまがってしまいます。

こういうことができなくなるとまがってしまうかも、という傾向がいくつかあります。必ずそうなる前兆、予兆というものではありませんが、まがったりちぢんだりする可能性があるという視点で、毎日の生活のなかで、少し気をつけてみてください。

まがる・ちぢむリスクチェック

自分の日常動作を思い出して以下の項目にあてはまるものをチェックしましょう。

- □ 正座をするのがつらい、またはできない
- □ ペットボトルのキャップが開けられない
- □ 昔に比べて文字が汚くなってきた
- □ 洗濯物を干すのがおっくうで、すぐに腕や肩がだるくなる
- □ 重い荷物を持ちたくないのでまとめ買いはあまりせず、こまめに買い物に行く
- □ 歩幅が狭く、靴のすり減りが早い
- □ 指相撲が弱い
- □ 握る力が弱くなってきた
- □ 筆圧が弱くなってきた

該当する項目が多ければ多いほど、まがる・ちぢむリスクは大きくなります。７個以上あてはまる人はすでに始まっているかもしれません。第３章で紹介するストレッチで体を整え、筋力を取り戻していきましょう。

◆正座

大腿四頭筋がちぢんでいる人は正座ができないことがあります。正座をすると大腿四頭筋が伸び、筋力が落ちにくくなります。

◆ペットボトルのキャップの開け閉め

小さなキャップですが、筋力が低下している人は開け閉めが苦手です。放っておくとまがったりちぢんだりするかもしれません。

◆文字

手書きの文字がヘタになってきたな、と思ったことはありませんか？　たとえばメモ書きしたものを2～3日後に見たとき、何が書いてあるかわからない。もともとの自分の文字と比べて、うまく書けなくなったなと思ったら、筋力が低下し、握力も落ちているのかもしれません。

◆洗濯物を干す

洗濯物を干す動作というのは、腕を高く上げたり、腰をかがめたり、さまざまな動きが必要です。筋力が落ちている人は、これを嫌がったり、すぐに疲れたりします。

◆重い買い物袋を持つ

筋力が低下すると、買い物を嫌がる人も増えます。2リットルのペットボトルや大根などが入った袋が重くて持てないのです。相当、筋力が低下しているのではないかと思います。

◆歩き方

大きな歩幅で、早足で。そんなふうに歩くことはできますか？　下肢の筋力が落ちると、足の運びがゆっくりと、またすり足のような歩き方になりがちです。転びやすくなるので要注意です。

◆**指相撲**

相手の指を押さえ込めますか？　筋力、握力とともに指先の動きも必要です。

◆**親指握り**

家族などに、親指を立てて手を握ってもらい、その親指をギュッと握ります。相手が手をグイッと引いたとき、親指を握った手がスポッと抜けるようだと、握る力＝握力が低下しています。

◆**筆圧**

カーボン紙と紙を何層も重ね、その上から文字を書いてみる。4枚5枚と写っていれば、筆圧が高い人。2枚くらいしか写っていないと、筋力の低下が疑われます。

見た目の変化だけではない！体に及ぼす悪影響

日常生活の動作が不自由になる

少なからず背骨がまがっている人が高齢者の多数派で、加齢によるそれは自然の摂理なのかもしれません。だからといって、腰まがりや身長のちぢみを、あたりまえのこととして受け入れることができる人はどれだけいるのでしょう。とりわけ、まがり始めたりちぢみ始めたりする50～60代の女性なら、なおさら「老化」には抵抗があるでしょう。

腰がまがった人＝お年寄りという外見上の問題だけではありません。背中や腰がまがるということは筋肉が減って筋力が低下しているわけですから、日常生活を送るうえでも、さまざまな不具合や不都合なことが出てきます。老けて見えるだけではない、日常生活におけるいろいろな動作が不自由になってくるのです。

不自由さを感じる動作はこんなにある

◆脚が上がらない
◆すり足のような歩き方になる
◆ゆっくりとしか歩けない
◆走るとつまずきそうで怖い
◆肩が痛くて腕を上方へ伸ばせない
◆洗濯物を干しづらい
◆キッチンの吊り戸棚を開けられない
◆椅子から立ち上がりにくい
◆重い買い物袋を持てない
◆長く正座できない
◆ペットボトルのキャップを開けられない

いかがですか？　どれもふだんの生活のなかでなにげなく行なっている、あたりまえの動作ばかりです。

次に下肢、脚について考えてみましょう。加齢によって最も早く衰えるのは下肢の筋肉であると先述しました。とくに大腿四頭筋の力が弱まると、ふくらはぎや足首など下肢全体に影響します。

大腿四頭筋は、ここを鍛えると膝の痛みが治ると昔からいわれているほど重要な筋肉です。じつは膝だけではなく全身に作用する筋肉で、大腿四頭筋を鍛えると、腹筋、大胸筋、側頭筋と、まるで体の上方へ向けて筋力を伝えるように、強くなっていくのです。

そんな下肢の筋力低下や血流の低下により、軟骨がすり減り、靭帯《じんたい》や筋肉への負担が増します。また、左右の脚のバランスが偏っていると体の重心が乱れ、さらに負担がかかってしまうことになります。

その結果、脚が十分に上がらず、すり足のようなヨタヨタとした歩き方しかできなくなります。そんな歩き方だと、当然、つまずいたり転びやすくなったりするので、健康のためのウォーキングからも遠のくことになってしまいます。

背中や腰がまがると、日常生活の動作に、リスクが生まれることを心に留めておいてください。

動かなければ動けなくなる!?

腰まがりまでには至っていなくても、猫背も放っておくと寝たきりにつながりかねません。猫背だと痛みもありませんから、ついそのままにしてしまいがちですが、猫背が進み、背中や腰がまがった状態になるとどんなことが起こるのでしょう。

猫背や腰まがりといった前傾姿勢では、肺が萎縮し、呼吸が浅く速くなります。また腸が圧迫されることで便秘がちになる傾向も見られます。痛みがなくても、体はダメージを受け続けているのです。

実際、加齢による腰まがりの人には、痛みのある人は少ないのです。圧迫骨折などでまがった人でも、1年以上経てば痛みはほとんどなくなります。ただ、まがり始めの頃に腰が痛くてかばうように腰をまげる人がいます。それがクセになって、まげているほうがらくになってしまう。

あるいは脊柱管狭窄症などの場合は、痛みやしびれがあって、腰をまげるとそれが軽減する。そのため、腰をまげたまま歩くことになります。らくだから、痛みが少しマシになるからといって、まげたままの姿勢が続くと、筋力は落ちていきます。脚の筋力も低下するので、歩かなくなる。使われない筋肉は硬くこわばります。そうすると、さらに歩けず、また動けなくなってしまいます。この悪循環が長く続くと、やがて寝たきりになってしまうかもしれません。

そんなふうにならないために、安静にしすぎることなく、体操やウォーキングなどで体を動かし、筋力の低下による身長のちぢみや腰まがりの改善を目指していきましょう。

じつは内臓にも悪影響が……

内臓と筋肉には興味深い関係があります。「内臓筋肉反射」と呼ばれる現象で、特定の内臓にストレスや疾患が起きると、対応する筋肉の筋力が弱まるのです。もちろん、捻挫や骨折、疲労などにより筋力が低下している場合、必ずしも対応する内臓にストレスがかかっているわけではありません。

背中や腰がまがることによって肺や肝臓などが圧迫されると、背中や脚などに痛い部位が出てきます。また、血管が圧迫されて血流が悪化するところが出てきたり、自律神経にも影響したりします。脳に向かう血流が悪くなって物忘れなどにつながったり、うつ病にも作用したりすることも考えられます。

姿勢がよいと、気持ちが明るくなります。逆に姿勢が悪く体調も悪ければ、どうしても暗い気持ちになってしまいますね。70歳くらいになると、うつ病を患《わずら》う人も少なくありません。姿勢がうつ病につながると考えると、ちぢむ、まがるは、うつ病と無関係ではないのかもしれません。

自律神経という点で考えると、メニエール病のめまいや吐き気といった症状も、筋力低下と結びつけて考えることができます。寝たままストレッチの簡単な方法で、メニエール病の改善を図ることも可能。筋力をアップすることで、さまざまな角度から健康な生活を実現できるのです。

代表的な筋肉と内臓の関係

内臓	対応する筋肉
胃	大胸筋（鎖骨部）、菱形筋《りょうけいきん》、上腕二頭筋
心臓	肩甲下筋
腎臓	大腰筋、腸骨筋
肝臓	菱形筋、大胸筋（胸肋部）
肺	前鋸筋《ぜんきょきん》、三角筋、烏口腕筋《うこうわんきん》
小腸	腹直筋・腹斜筋、大腿四頭筋
大腸	大腿筋膜張筋
十二指腸	腹直筋・腹斜筋
直腸	後大腿筋
目や耳	僧帽筋《そうぼうきん》上部

COLUMN ①

更年期と筋肉の関係

40～50代の更年期の頃、女性の心身にはさまざまな不調が現れます。急なのぼせや発汗（ホットフラッシュ）、めまい、耳鳴り、イライラや不安感に不眠など……。女性ホルモン（エストロゲン）の低下がそうした更年期障害を引き起こす主な原因とされています。

じつはこの頃、エストロゲンの低下と重なるようにして、女性の体内では筋肉量も大きく低下し始めます。加齢による自然な減少だけでなく、ここでもエストロゲンの減少が影響しています。

筋肉は全身の機能に作用しているため、その量が減ると骨や内臓など体の各所に不調が現れて、骨折しやすくなったり病気にかかりやすくなったりするのです。更年期障害と呼ばれる更年期のさまざまな不調も、なかには筋肉量の減少やそれに伴う筋力の低下がかかわっているものもあるかもしれません。

人の筋肉は20代の頃がピークとされています。筋肉量の減り方をゆるやかにして筋力を保ち、更年期や老年期を健やかに過ごすためにも、ストレッチは欠かせませんね。

第2章

女性は要注意！

どうして？男性より女性に多い腰まがりのヒミツ

男女で差がある筋肉量

身長が同じくらいで、見た目の体格も同じくらいなのに、男性のほうが平気で重い荷物を持つことができてしまう。なぜなのでしょう？「そもそも男女では筋肉の質が違う」。そんなふうに思う人も多いのではないでしょうか。

正解は、筋肉の量が違うから。そして筋肉量に比例して、筋力にも差が生じるからです。

思春期の頃から分泌が盛んになる性ホルモンが、その違いを大きくします。男性ホルモンには筋繊維を太くする働きがあり、筋肉が増えていきます。一方、女性ホルモンは、筋肉ではなく体脂肪を増やします。一般的に女性のほうが男性より体脂肪率が高いのは、そのためです。また脂肪より筋肉のほうが重いので、同じような体格でも、男性のほうが体重が重くなります。

女性の筋肉量は男性の約80％とされています。ただし、これは全身の筋肉量を比べた数値。体の各部位によってその割合は異なり、たとえば下肢では男女差はそれほど大きくありません。つまり男性と女性の筋肉量の違いは、上肢や体幹の筋肉量の違いが大きな要因なのです。

筋力の弱さが加齢によりさらに加速

じつは、筋肉の力＝筋力そのものに男女差はありません。筋肉の断面積あたりの力は、男女ともに同じだけ発揮することができるのです。

しかし筋力は筋肉の量に比例するので、筋肉量が少ない女性は必然的に筋力も小さいものになってしまうわけです。女性の筋力は男性の60～70％と、筋肉量の違いと比べても大きな差が生じています。

たとえば、握力。20歳くらいでは、男性が45kg前後、女性は30kg前後が平均的な握力です。ところが60歳を過ぎたシニア世代になると、男性でも30kgくらいまで落ち込んでしまう人も出てきます。

握力が低下すると心血管疾患、呼吸器疾患、がんの発症率や死亡率が増えるという研究結果があります。男性で26kg以下、女性で16kg以下になると、これらの罹患《りかん》率が軒並み高くなってしまうのです。握力、つまり筋力の低下です。加齢により筋肉量が減り、筋力が低下することが腰まがりの原因のひとつであることは、先に述べました。握力は、ある程度、体全体の筋力の状態を表してくれます。そして体力と筋力がつけば、あわせて握力も上昇していきます。ときどき握力を測れば、腰まがりをはじめ、筋力の低下からくる健康不安の目安にもなります。

MEMO

- 女性の筋肉量は男性の約80％と少なく、とくに上肢や体幹の筋肉量に差がある
- 加齢による筋肉量の低下がさらに腰まがりを助長させる

女性ホルモンとの関連性

女性を守るエストロゲン

身長がちぢむ、背中や腰がまがるなど、加齢とともに体の不調や容姿の変化が見られるようになりますが、女性にとって大きな契機となるのが閉経の頃。閉経前後の更年期と呼ばれる時期に、多くの女性が、ホットフラッシュやめまい、肌や髪の乾燥、不眠など心身のさまざまな不調を訴えます。自律神経が乱れる場合もあります。これらはほとんどの場合、エストロゲンという女性ホルモンの減少によるものなのです。

エストロゲンは、女性らしい体を作るために必要なホルモンで、思春期を迎える頃から分泌が増え始めます。20～30代をピークに、あとは減少の一途に。閉経前後の更年期に急激に減少すると、そのまま増えることはありません。

エストロゲンが女性の体に及ぼす作用には次のようなものがあります。

エストロゲンの働き

◆コラーゲンの生成を助けて肌や髪のハリ・潤いを保つ
◆骨からカルシウムが溶け出すのを防いで骨密度を保つ
◆筋肉の減少を防ぎ、筋力を保つ
◆血管の老化を防ぐ
◆自律神経を安定させる
◆脳に作用して物忘れを予防する

ほかにもさまざまな作用や働きをもって、エストロゲンは女性の心身を守ってくれているのです。

エストロゲンの減少が心身の不調をもたらす

分泌されている間は女性の体を健やかに保ってくれるエストロゲンですが、裏返して考えれば、分泌量が減少するとこうした働きも低下するということ。

本書を読んでくださっているみなさんのなかにも、エストロゲンが減少することで生じる、「更年期障害」と呼ばれる心身の不調を実感されている方は多いのではないでしょうか。

更年期からシニア期に移行していくにつれて、エストロゲン減少によるリスクが顕著になっていきます。その代表的なものが、骨粗しょう症です。エストロゲンによって守られていた骨密度が低くなって骨がスカスカになり、骨折しやすくなるというものです。ちょっとした弾みで脊椎が押しつぶされて圧迫骨折してしまう、「いつの間にか骨折」にも注意が必要になります。

また、筋肉量も減少し、筋力も弱くなります。姿勢や骨を支えきれなくなって身長がちぢみ、背中や腰がまがっていく。女性の体がちぢみ、まがる、その大きな要因に女性ホルモンが関係しているわけです。

MEMO

- 女性ホルモン「エストロゲン」は肌や骨、筋肉、血管、自律神経などに作用し、女性の健康を維持している
- 更年期からシニア期になるとエストロゲンの減少に伴う骨折や筋肉量の低下が、身長がちぢむことや腰まがりの大きな要因になる

骨粗しょう症を防ぐには

骨粗しょう症について知っておく

加齢や長年の生活習慣、また病気などにより、骨量が減少して骨の内部がもろくスカスカになり、骨折しやすくなっている状態が、骨粗しょう症です。

人間の骨量は18歳頃をピークに、歳をとるごとに少しずつ減っていきます。それは男女とも同じです。ただ、女性の場合はもともとの骨量が男性に比べて少ないうえに、多くの場合、閉経を経て急激に骨量が減ってしまいます。そのため、骨粗しょう

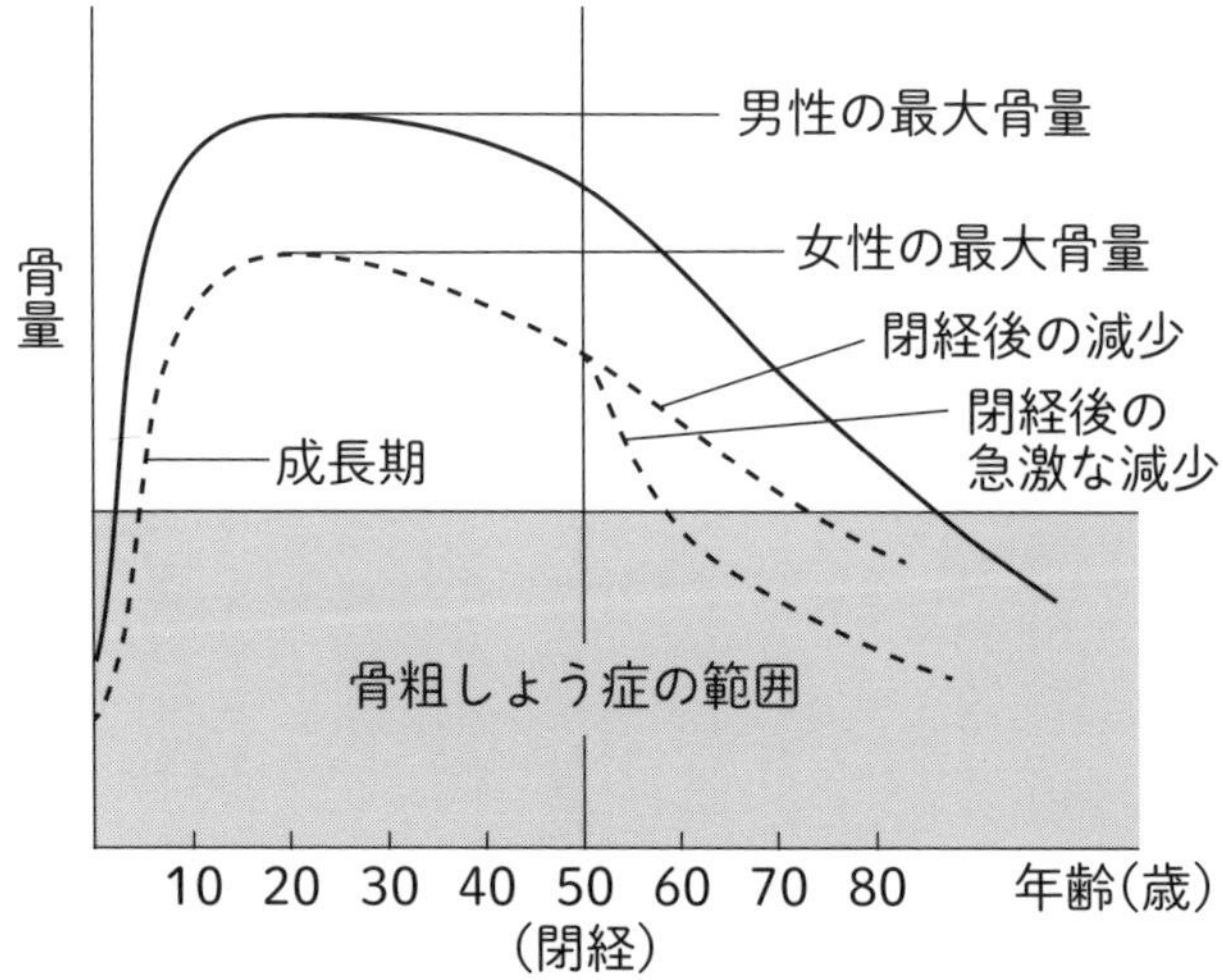

男性の最大骨量
女性の最大骨量
閉経後の減少
閉経後の急激な減少
骨量
成長期
骨粗しょう症の範囲
10 20 30 40 50 60 70 80
(閉経)
年齢(歳)

（公益財団法人骨粗鬆症財団ＨＰをもとに作成）

症は男性よりも女性に多く見られるのです。

日本の総人口の10％弱といわれる骨粗しょう症の患者は、女性の数が圧倒的です。60代女性の2分の1、70代では3分の2、80代になるとじつに80％以上に見られるといわれるほどです。

皮膚や筋肉などと比べると骨は硬いので変化していないように思えますが、実際には、つねに古い骨を壊して新しい骨に作り替えるという新陳代謝を行なっています。これにより強くしなやかな骨が保たれるのです。

しかし、女性の場合、閉経に伴って女性ホルモンであるエストロゲンの分泌が少なくなることで代謝のバランスが崩れ、骨を壊すスピードに作るスピードが追いつかなくなります。これが、男性より女性に骨粗しょう症が多く見られる理由なのです。

骨粗しょう症では骨量がピーク時に比べて20～30％も減ってしまい、骨の構造が弱くなります。その結果として骨折を起こしやすくなるわけです。寝たきりになる原因において、脳血管疾患、認知症、高齢による衰弱に次いで、第4位に骨折・転倒など骨粗しょう症が原因とみられる症状が挙げられます。十分に意識して、予防を心掛けたいものです。

気をつけておきたい症状と骨折しやすい部位

骨粗しょう症は骨量が減って骨密度が下がり、スカスカの状態になった結果、骨がもろく折れやすくなってしまうのが、最も注意すべき点です。エストロゲンが減少し始める40代の頃から骨量はゆっくりと減少していき、自覚できる症状が現れるのは高齢になってからの場合がほとんど。

次のような様子が見られたら、骨粗しょう症の疑いありです。

気になる症状

◆立ち上がるとき、背中や腰が痛い
◆重いものを持つと背中や腰が痛い
◆背中や腰がまがってきた
◆若い頃より身長が2㎝以上ちぢんだ
◆転んだだけで骨折した
◆背中や腰のまがりがひどくなった

骨折しやすい部位というのもあります。

骨折しやすい箇所

◆腰椎…重いものを持つなど少し力を入れただけで椎骨を圧迫骨折
◆股関節…ちょっと脚をひねっただけなのに骨折してしまう
◆大腿骨…尻餅をついただけなのに骨折してしまう
◆足の小指…バランス感覚が鈍くなって、いろいろなところにぶつけやすい
◆手首…転んだときに手をついただけで骨折してしまう
◆腕の付け根…転んで手をついただけなのに骨折してしまう

骨折しやすく、また一度骨折すると治りにくいのが、骨粗しょう症です。骨折から寝たきり状態につながらないとも限りません。日頃から注意しておきましょう。

何歳からでも骨は強くなる！

骨粗しょう症が気になり始めたシニア世代の女性にとって、不足するエストロゲンに代わって丈夫な骨を作り、健康に保ってくれるものが必要です。バラ

ンスのよい食事、適度な運動、日光浴……。骨もやはり筋肉が鍛えるので、適度な運動は大切です。バランスを考えた食事とある程度の運動をすることを毎日心掛ければ、骨粗しょう症にはなりにくいのです。

骨を育て、骨粗しょう症を予防するためには、どんなことに気をつければいいのでしょう。

◆カルシウム不足にならない食事

カルシウムと、カルシウムの吸収を助けるビタミンD、またタンパク質が多く含まれる食品をとります。厚生労働省の調査によると、日本人は糖質、脂質、ビタミンなどの栄養素は十分に摂取できていますが、唯一カルシウムだけが一日の所要量に達していません。骨を育てるのにカルシウムは必須です。いろいろな食品をバランスよく取り入れた食事を中心に、乳製品や大豆製品、小魚、緑黄色野菜、海藻などからカルシウムを意識して摂取するようにします。

また塩分やアルコール、コーヒーのとりすぎはカルシウムの吸収を阻害するので気をつけましょう。

◆適度な運動を心掛ける

運動をして骨に負荷をかけることで骨は丈夫になります。また血液の流れがよくなって、骨を作る細胞の働きが活発になります。筋力もアップするので、転倒防止にもつながります。

ジムに出掛けたりジョギングをするなど、負荷の大きな運動は必要ありません。若い頃から運動を続けている人なら別ですが、歳をとってから激しい運動をすると筋肉の負担が大きく、硬くなってしまって、かえってトラブルのもとにもなりかねません。

ウォーキングや日頃の家事動作でも骨を丈夫にすることはできます。第３章でご紹介するストレッチなど、まずは筋力を高めることをいちばんに。

◆一日一度は日光浴を

カルシウムの吸収を促進するビタミンDは、紫外線を浴びることで体内でも作られます。そのうえ、紫外線を浴びることで作られるビタミンDの量は、食物から摂取するより多いとされています。

ビタミンDが欠乏するとカルシウムの摂取が不足して、丈夫な骨を作ることができません。シミ・シワなど肌へのダメージや皮膚がんなどマイナス面が強調されがちな紫外線ですが、健やかな骨作りには欠かせないものです。

冬なら1時間、夏なら強い直射日光を避けて木陰などで30分程度、戸外で過ごします。運動をかねて一日1回は日光浴をするようにしましょう。

食事と運動、日光浴。敢えてしなければいけないことではなく、常日頃の生活のなかで少しだけ気をつけて、心掛けるだけ。しかし、そんなちょっとした心掛けが骨を健やかに保ち、筋力を高め、身長のちぢみや腰まがりを遠ざけることにもつながるのです。

MEMO

- 女性はもともと骨量が少ないうえ、更年期以降のエストロゲンの減少により骨の生成が低下するので、骨粗しょう症になりやすい
- 骨粗しょう症は骨量が減ることで骨の構造が弱くなり、骨折しやすくなる病気で完治しにくい
- バランスのよい食事、適度な運動、日光浴を心掛けることで、骨は何歳からでも強くできる

第3章

簡単らくらく！
寝たままストレッチ

ちぢまない・まがらない体を目指す

ストレッチの目的はしなやかな筋肉作り

第1章で、大腿四頭筋の重要性をお話ししました。大腿四頭筋を鍛えることが筋肉の若さを保つことになり、さらに膝の痛みが治まるなど全身の筋肉にも作用するということです。

上肢にも大事な筋肉があります。それが大胸筋。鎖骨、胸骨、肋骨から上腕部へつながる広い筋肉です。

ここが盛り上がるようにトレーニングをして、よく「筋肉モリモリ」と形容される筋肉ですが、じつはあまりモリモリさせるのはよくないのです。もちろん弱いのもいけませんが。

盛り上がるほどに強くなった筋肉は、硬く短くなっているはずです。硬く短縮した筋肉を作ると血行が悪くなり、しなやかさが失われます。肩の柔軟性がなくなって肩こりの原因になる。また大胸筋は肝臓や胃に作用し、腰痛を起こすこともある。女性の乳がんも硬くなった大胸筋が関係しているという説もあります。さらに、大胸筋は体のなかでも主要な筋肉のひとつで、呼吸器や心臓にも関係しています。ですから、硬くさせないようにしないといけないのです。

アスリートに目を転じてみると、たとえばボクサーは大胸筋があまり盛り上がっていないはずです。ここをモリモリさせて強く硬くすると、すばやいパンチが出せません。野球選手も、この筋肉がギュッとちぢまっているとボールを投げる動作に影響します。とくにピッチャーなどは、大胸筋を鍛える筋トレはあまりしないはずです。

両肩を同時にグッと上げてみてください。筋肉が柔らかければ、耳たぶに届くかなというくらいまで肩が上がります。柔らかくしなやかな筋肉にすると、血行がよくなり、体温も上がります。適度な運動を通して、しなやかに伸びちぢみする筋肉を育て、ちぢまない・まがらないための筋力をつけましょう。

筋肉の鍛えすぎはNG！　バランスよく鍛える

筋肉は鍛えすぎると硬くなってしまうので、鍛えすぎない適度な運動が本当に大切です。それはけっして難しいことではありません。簡単な運動や日常の動作によっても、筋肉を鍛えることができます。

ただし、屈筋運動ばかりやっていてはダメ。筋肉には伸筋と屈筋があり、両方が一緒に働きながら体の各部位を動かしています。それぞれの力を比較すると、屈筋のほうが強い。しかし、一般的な筋トレなどは屈筋を鍛える屈筋運動が中心ですから、強い屈筋をより強くして、伸筋はあまり強くなりません。余計にバランスが悪くなるわけです。ジョギングなど走る運動も屈筋運動で、膝の動きが悪くなりがちです。

大切なのは、全体的に伸ばす運動。ちぢめる運動をしていてはダメなのです。筋肉は加齢などによって放っておいてもちぢまりますから、伸ばすようにしないといけません。そして、伸ばすのは伸筋です。伸筋を伸ばすと屈筋にも作用するので、伸筋を主体にトレーニングやストレッチを行ないましょう。

一方、筋肉は左右で長さが異なり、そのために筋力も左右で異なります。右利きの人なら、多くの場合、右腕のほうが左腕より筋力が強くなります。この左右の筋力の違いが体のゆがみにつながり、さらには、体力の減退やさまざまな病気の根本原因にもなるのです。

左右の筋力のアンバランスは、プロアスリートの人たちに顕著に見ることができます。野球、ソフトボール、ボーリングなどの投げる動作を伴う競技において、左右のバランスの崩れが大きいといえます。プロになろうと思ったら、バランスが崩れるくらいトレーニングしないといけないということなのでしょう。しかし、こうした人たちの場合、歳を重ねてから体の不調や病気になる場合が多いのも事実です。女性の場合、更年期障害がひどくなる人もいます。

一般の人たちではそこまでのバランス差は出ないかもしれませんが、筋肉を鍛え、筋力を育てる際には、バランスよく伸ばしていくことが肝心です。左右のバランス、伸筋と屈筋のバランス、そして上下のバランスなど、全身をバランスよく整えたいものです。

ちなみに、体幹トレーニングは体の芯を鍛え整えるものであり、腕や脚の左右差は解消されません。

しなやかな筋肉で健康寿命を延ばす

しなやかに伸びちぢみする筋肉を育て、筋力を保つことができれば、ふだんから正しい姿勢を保てるようになります。そして、正しい姿勢を保つよう、日頃から心掛けることが大切です。

たとえば立っているとき。膝を伸ばしきるイメージで、脚がピンとまっすぐになるよう心掛けるだけで膝が伸び、大腿四頭筋によい影響を与えることができます。膝に力を入れるようにして伸ばし、30分でも1時間でも立ってみる。

それだけでも筋肉はついてくるのです。

悪い立ち方

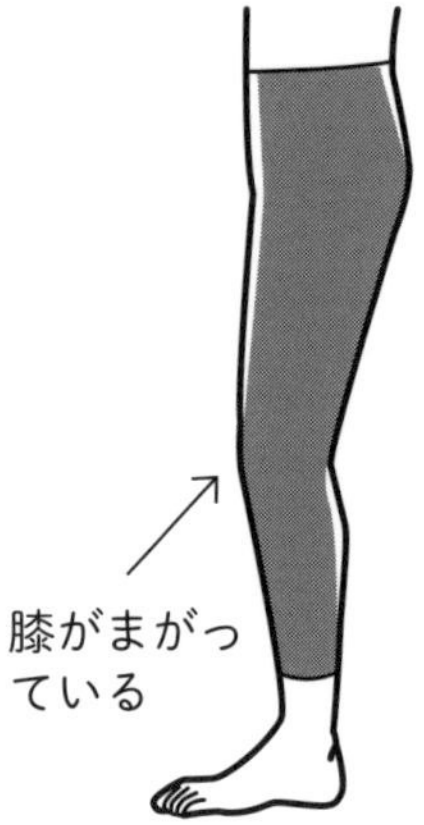

・膝が伸びきらない
・かかとに体重をかけている

よい立ち方

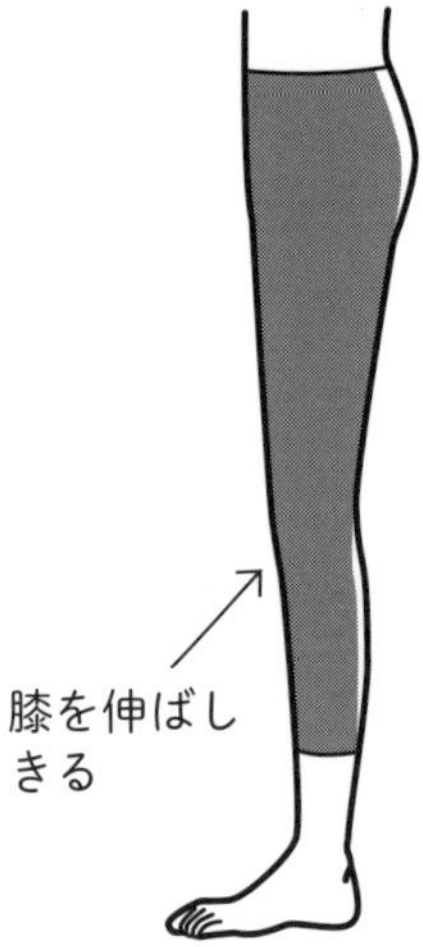

・膝を伸ばしきる
・かかとではなく前寄りに体重をかけている

また近頃は、座ってばかりいると病気になりやすい、がんにもかかりやすいとよくいわれるようになりました。座ってテレビを見ているばかりでなく、ＣＭの間に立ち上がって、ちょっと用事をすませるなどの心掛けが大切です。座って仕事をしている人の場合、朝晩、体操や運動をしている人に比べて、筋肉が弱って、体力の減退にもつながってしまいます。

膝が強くなると、腰も強くなり、胸も張りやすくなります。腰痛も膝痛もその部分だけの問題ではなく、体全体が影響し合っているのです。しなやかな筋肉があると、すばやく安定した歩行ができるようになり、つまずきにくくなります。５秒くらいなら全速力で走れるようにもなるでしょう。70歳80歳でそれができるのって、すごいことだと思いませんか？

世のなかには１００歳の大工さんがいます。理容師さんや美容師さんにも、90歳を超えても現役で仕事をしている人たちがいます。一日中、立っている仕事だからです。立っているから足腰が強くなる。寝たままストレッチをすることで、彼ら彼女らの筋肉に少しでも近づけたらと思います。

毎日続けて筋力アップ！

「寝たまま」がいいのはなぜ？

横たわった姿勢というのはラクですよね。しかし、「そんなラクな姿勢で本当に筋力がつくの？」という疑問をおもちの方も多いでしょう。

立ったままでストレッチをすると、体を支えるために脚に負荷がかかります。つまり脚の筋肉に力が入って硬直するわけです。すると、その影響を受けて上半身の筋肉まで硬くなってしまいます。そのために、ストレッチの効果が出にくいことがあるのです。

体を支える、つまり体重を保つことだけにもエネルギーを使うわけですから、疲労感も強くなります。そのうえ、背骨のすき間ひとつひとつに重力が働いて、脊椎が硬くなろうとしてしまいます。

こうした、筋肉にかかる余計な負荷や重力の影響を少なくすることで、ストレッチの効果を出しやすくする。これが「寝たままストレッチ」の考え方なのです。そして、寝たままの姿勢で十分な筋力、体力がつくストレッチばかりをご紹介しています。

寝たままスタイルのリラックスした状態なら、あまり気張らず気楽に取り組めて、毎日続けることができるのではないでしょうか。それも「寝たままストレッチ」をおすすめする理由です。

こんなにある、おすすめポイント

ストレッチの効果が出やすいというのがいちばんですが、「寝たままストレッチ」をおすすめする理由はほかにもあります。

◆道具が要らない

特別な道具は使いません。目覚めたとき、眠る前にベッドや布団の上で行なうことを基本にしているので、あまり柔らかいものより少し硬めの寝具のほうがおすすめです。

◆朝・夜に少しずつ

みなさん、朝は忙しいものです。10分、15分でも「そんな時間がない」とおっしゃいます。ですから朝は3～4種類のストレッチをご提案します。かかる時間はそれぞれ1分以内。3～4種類行なっても3～4分です。長くても5分以内に終えられます。3分くらいならできるという方も多いと思います。

夜はもう少しゆっくりと時間をかけて、できるもの数種類を行なうとよいでしょう。ただし、無理のないよう、体調などに合わせて選んでください。

◆いつでもできる

朝、起き上がる前と、夜、眠る前。この2回を前提としていますが、必ず朝と夜しかしてはいけないということはありません。一日のなかでいつでも、時間があいたとき、家事の途中、テレビを見ながら……。好きなときに行なっても大丈夫です。

◆週3～4回でもOK

毎日行なうほうがいいのですが、週に3～4回でもOKです。無理のないよう自分のペースで行なうようにしてください。

うっかり忘れてしまい、4日くらいストレッチをしていない。そんな人もいるかと思います。あまり間があくと効果が出にくくなるので、紙などに書いてトイレやキッチンなど家のなかの数カ所に貼って、忘れないような工夫を。

少しずつ、ちょこちょこと、続けてやっていくことが大切です。

◆病気を予防・改善できる

すぐに効果が出るものではありませんが、長く続けることで筋力が高まり、体力が増します。身長のちぢみ、背中や腰のまがりを防いだり改善したりするほか、筋力の低下に伴うさまざまな病気の予防・改善にもつながります。

私自身のことですが、不眠で眠れないからとアルコールの摂取量が増えていました。それが、寝る前にこのストレッチをするようになり、今は寝つきがよくなりぐっすりと眠れるようになりました。まだ少し高めですが、血圧も安定しています。また、気持ちが不安定になってときどき涙があふれることがあったのですが、それも今はなくなりました。自律神経が安定したのではないかと考えられます。そうした効果が、みなさんにも期待できます。

自分のペースで筋肉を鍛える

朝と夜、どちらの時間も、ストレッチするのに適しています。「寝たままストレッチ」は、朝起きたときと夜寝る前の両方にやっていただきたいと考えています。

朝のストレッチは、筋肉をほぐしたり、関節の動きをスムーズにするもの。これから起きて活動するという時間ですから、準備運動のようなイメージです。ウォーキングをする人は、ストレッチをしたあとに歩くといいでしょう。夜は、できるものを選んで行ないましょう。

「寝たままストレッチ」は、筋肉をゆっくり伸ばすストレッチが中心です。ゆっくりと伸ばすことで筋肉は鍛えられますし、関節も動かしやすくなります。そうして関節が動きやすくなると、自分でも体を動かすのがラクに感じられるようになります。早い人なら2～3日で実感できるようになるはずです。

最初はきつく感じて、筋肉がけいれんすることがありますが、マッサージすれば治まります。「あいたたたっ」となってやめてしまうのではなく、ちょっとマッサージしてやって、また翌日にやってみるのがいいでしょう。

毎日、無理なく少しずつ、続けていくことが何よりも大切です。筋肉に過大な負荷をかける筋トレとは違い、適度な負荷で、無理なく筋力を高めていくのが「寝たままストレッチ」。〝鍛えすぎずに鍛える〟ために、できれば毎日、自分のペースで、少しずつ続けていきましょう。

MEMO

寝たままストレッチのポイント

- 道具を使わず手軽にできる　・朝と夜に5分以内でOK
- いつでもできる　・毎日しなくても、週3～4回でOK
- 病気の予防や改善になる

「寝たままストレッチ」を始める前に

無理なく続けるために気をつけたいこと

◆やりすぎない

筋肉は鍛えすぎると硬くなり、目指すべきしなやかな筋肉にはなりません。痛みを感じているのにストレッチを続けたり、毎日行なわないといけないからといって体の不調をおしてストレッチをしたりということは、絶対に避けてください。

自分の体と相談しながら、自分のペースで、気楽に取り組むようにしましょう。それが、無理なく毎日続けるための秘訣です。

◆体調に合わせる

すべてのストレッチを毎日行なわなければいけない、というものではありません。体調に合わせて、その日に行なうストレッチを選んでも大丈夫です。

◆「反らす」運動は無理をせずに

「反らす」運動には、思いのほか負荷がかかります。体力のない人は無理をしてはいけません。

◆腰痛や膝痛のある人は医師に相談を

腰痛や膝痛のある人は、あらかじめマッサージや湿布をするなど、改善してから行なうようにしましょう。また、行なう前に医師に相談してください。

◆けいれんしたらマッサージ

伸筋ストレッチを行なうと、けいれんを起こすことがあります。けいれんしている箇所を強めにさするようにマッサージしたり、揉んだりすれば治まります。

足指のけいれんなら、揉んだり、まわしたりしましょう。屈筋だけでなくほかの筋肉もほぐれます。親指なら10～15回、細い指は5回くらい、ふだんからまわすようクセづけるとよいでしょう。外反母趾も軽減できますし、親指が強くなると立ったときの力が強くなるので、安定して立つことができるようになります。

◆硬めの寝具で

目覚めたとき、眠る前のストレッチは、ベッドや布団の上で行なうことが多いでしょう。体が沈み込まない、少し硬めの寝具がおすすめです。

MEMO

- 腰痛や膝痛などで通院をしている方は、必ずストレッチを行なう前に、かかりつけ医に相談をする
- ストレッチをしているとき、またはしたあとに痛みがある場合はストレッチを中止し、医師に相談をする
- ストレッチの効果には個人差がある

COLUMN ②

体のトラブルは筋力で撃退

更年期以降の女性の多くが悩むものに尿もれがあります。なかなか人には相談しにくいことです。でも、これは、骨盤底筋が丈夫になれば改善されます。ただ、骨盤底筋だけ鍛えるというのはなかなかやりづらいし、大変なこと。だから、全体的な運動をしているうちに下半身が鍛えられて、尿もれが改善していくというのが理想ですね。

尿もれに限らず、転倒による骨折や、腰痛、膝痛など、シニア世代に多い体のトラブルは、そのほとんどに筋肉、筋力が関係しています。ですから、ストレッチやマッサージなどで筋肉を鍛えていくことが大切なのです。四十肩・五十肩なら肩や上腕、肩甲骨あたりのマッサージが効果がありますし、飲み込むのも筋肉の力ですから、誤嚥《ごえん》性肺炎も起こりにくくなります。

体力は筋力に比例します。筋肉がちょうどよいくらいに強くなれば、自律神経も安定し、血流もよくなり、内臓の働きもよくなります。内臓だけでなく、視力や白内障の改善も期待できますし、虫歯にだってなりにくい。体力＝筋力があれば、体のトラブルは起きにくくなるのです。

1 足首ストレッチ

1 足首をまわす

仰向けになって脚を自然に開き、
左右の足首を同時にまわす。

1～3を
5~6回

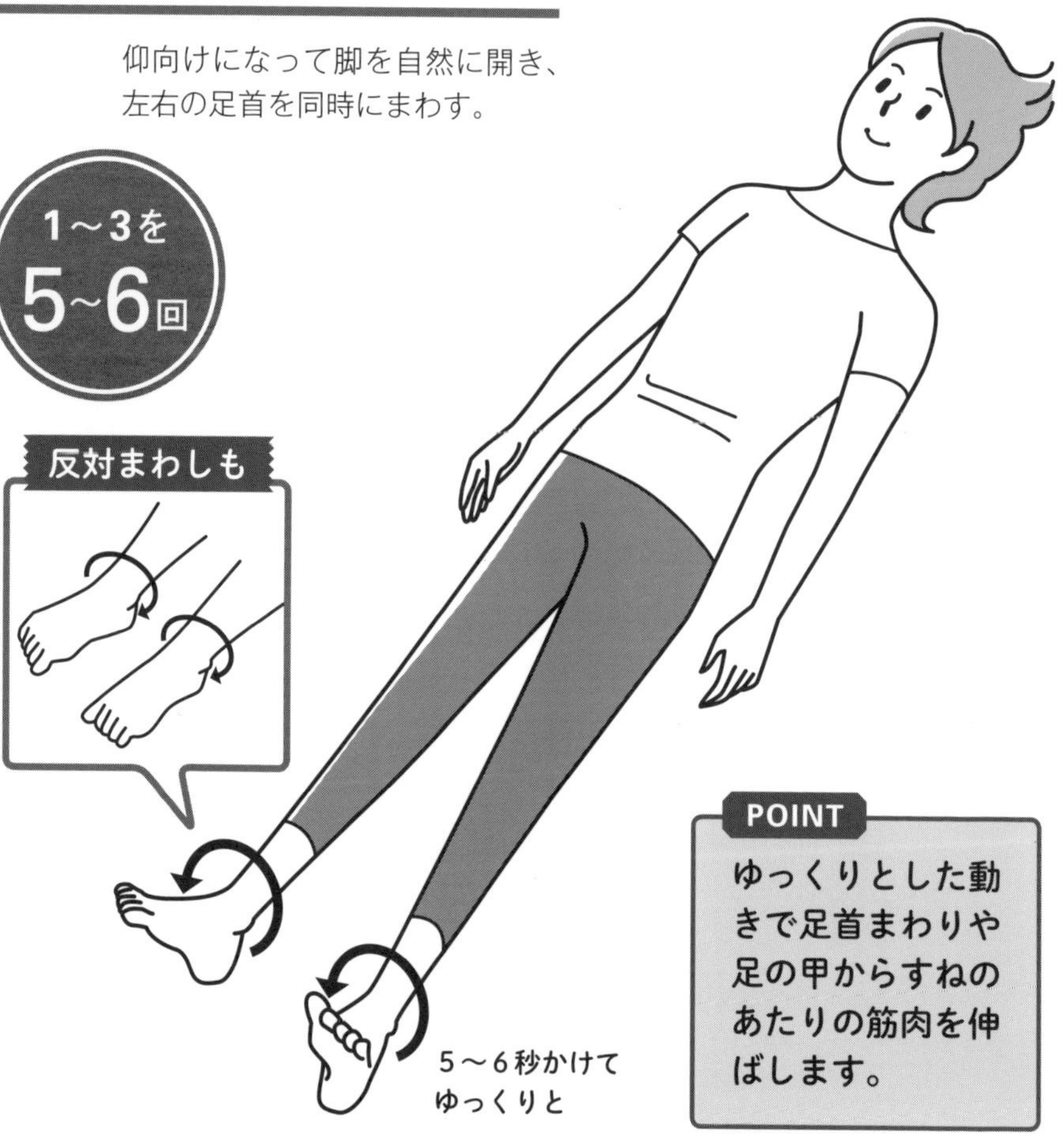

POINT
ゆっくりとした動きで足首まわりや足の甲からすねのあたりの筋肉を伸ばします。

2 足先を内側から外側へと向ける

左右の足先を内側に向ける「内返し」、外側に向ける「外返し」をゆっくり行なう。

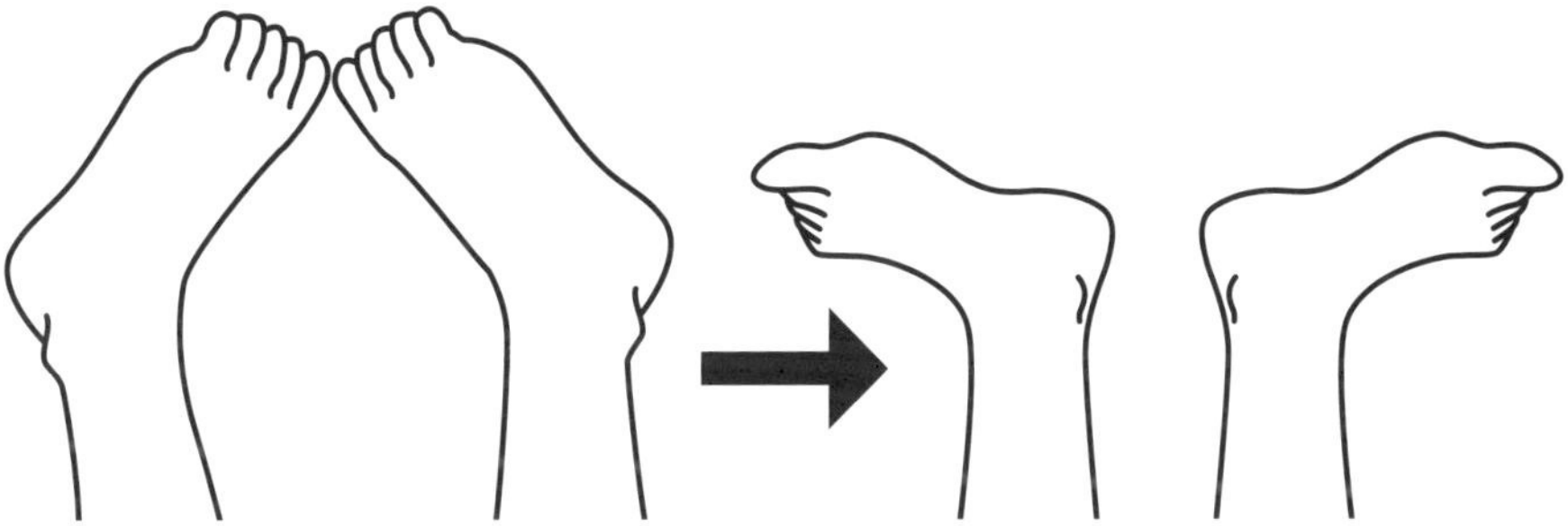

**5〜6秒かけて
ゆっくりと**

3 足先をまっすぐ伸ばす

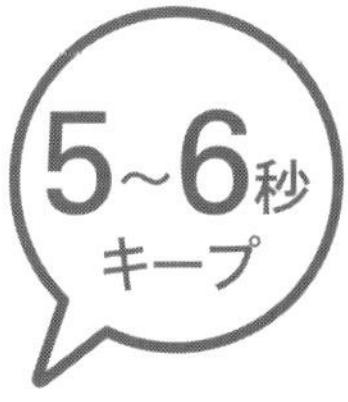

床に指先がつくくらいのイメージで、足先をまっすぐ伸ばす。足の甲からつながる足首の前部分が伸びる。

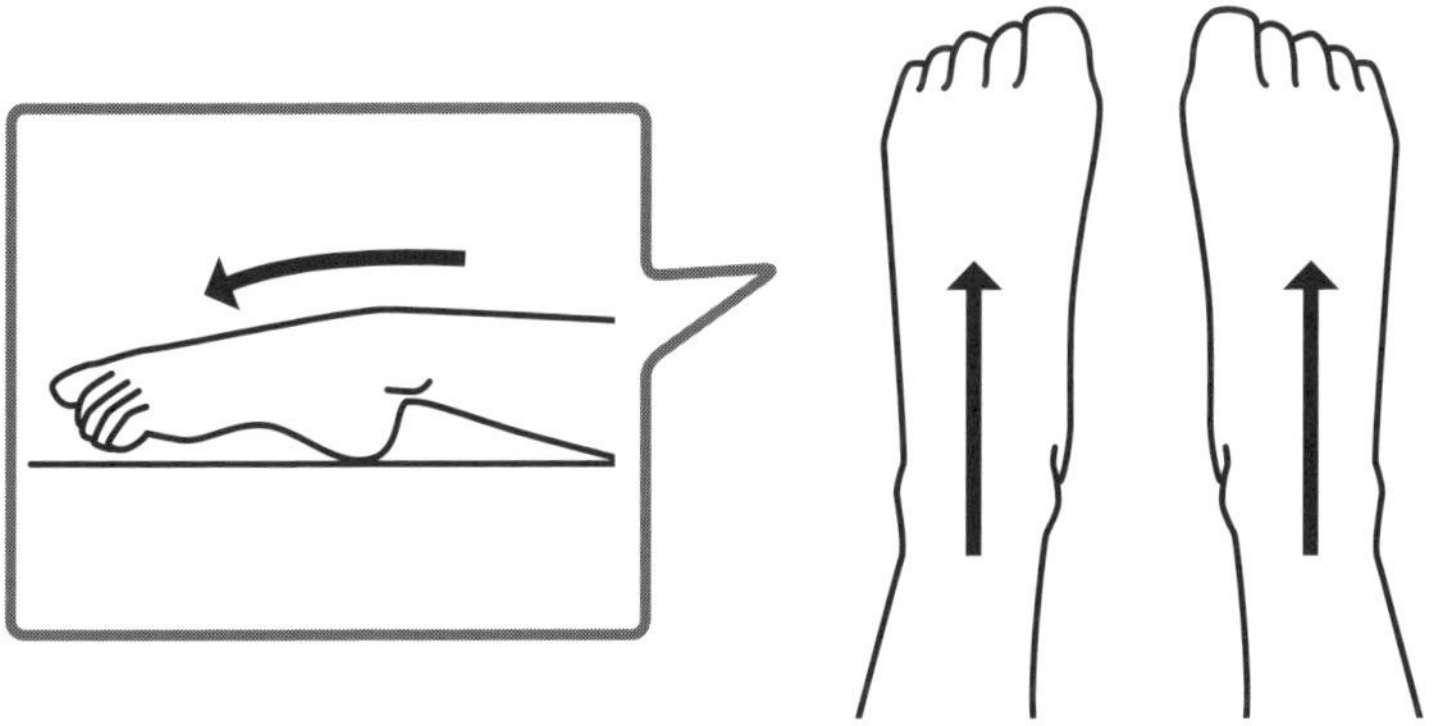

2 脚上げ

1 脚を上げる

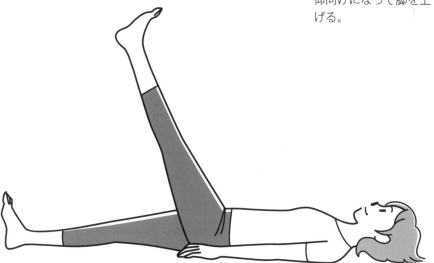

仰向けになって脚を上げる。

2 膝を伸ばす

上げた脚の膝裏を両手を組んで支え、膝を伸ばし３秒キープ。

左右交互に3回

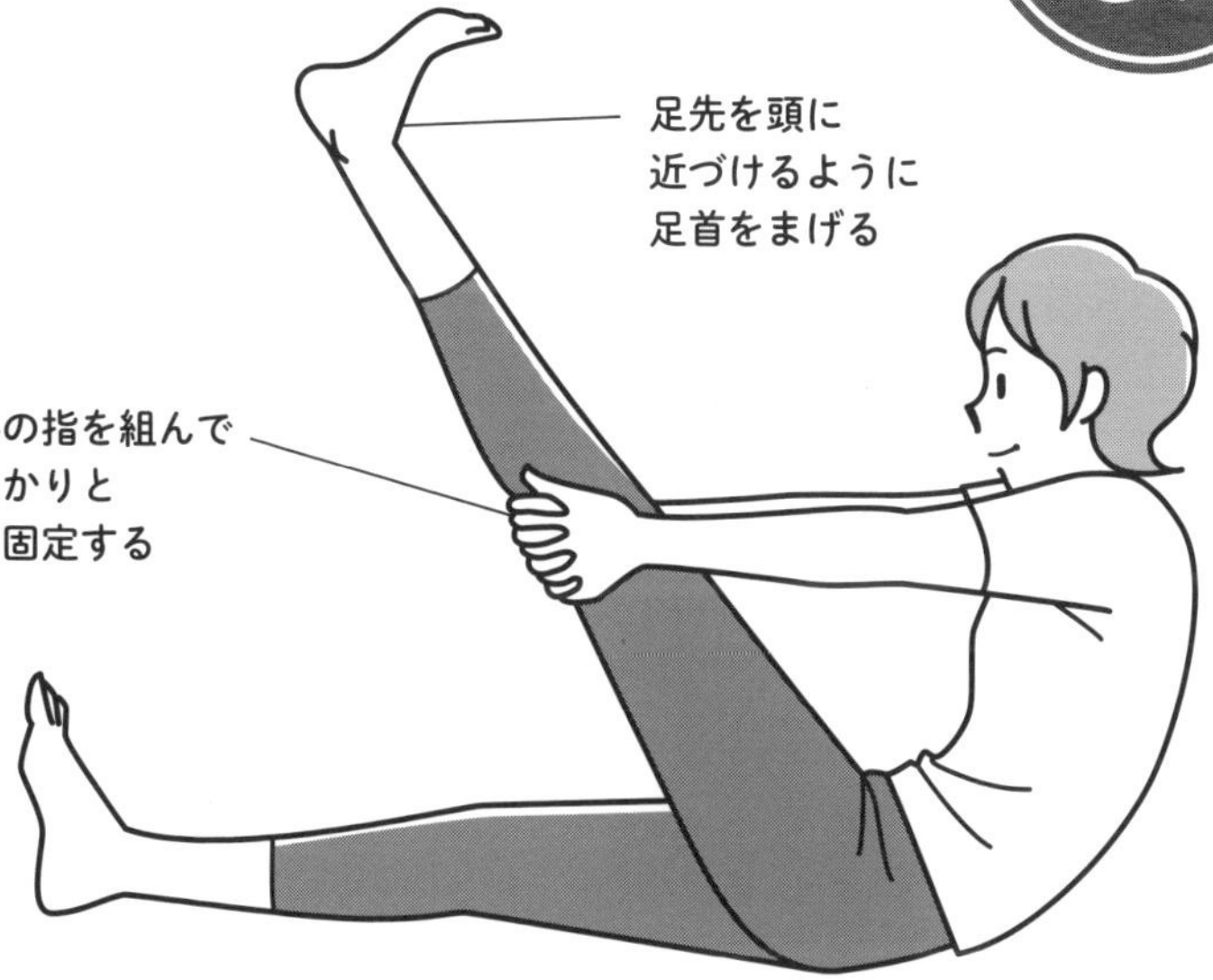
足先を頭に
近づけるように
足首をまげる
両手の指を組んで
しっかりと
膝を固定する

反対側も同様に

3秒キープ

キープできたら脚を下ろし、仰向けの状態になってリラックス

POINT

体が硬く、脚があまり上がらない人は無理せず、できる範囲で行ないましょう。

朝におすすめ

3 太もも反らし

1 やや横向きになる

寝転んでやや横向きの体勢で、片方の足の甲を手で持つ。

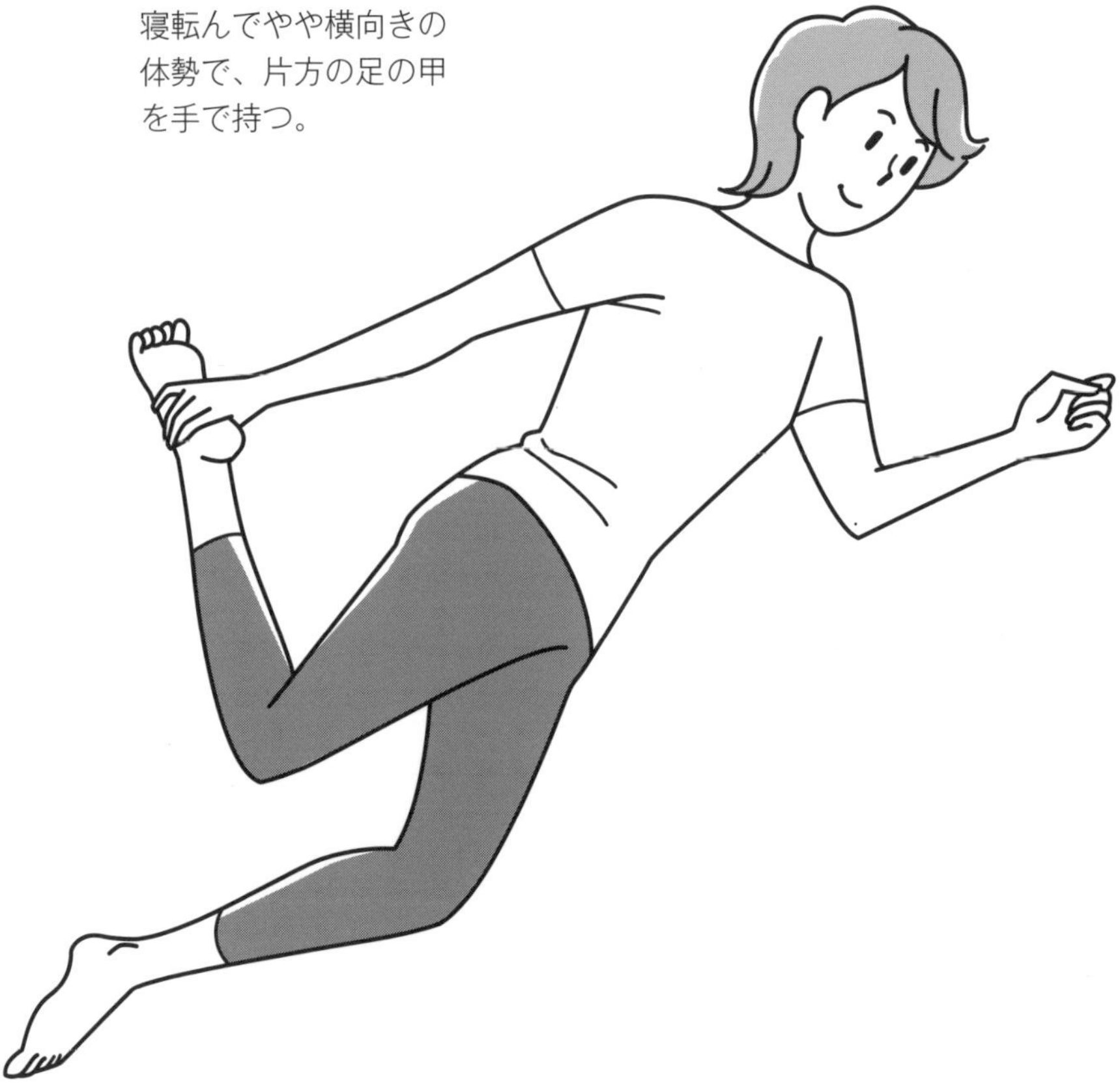

2 太ももを反らす

そのままグーッと後ろに反らす。

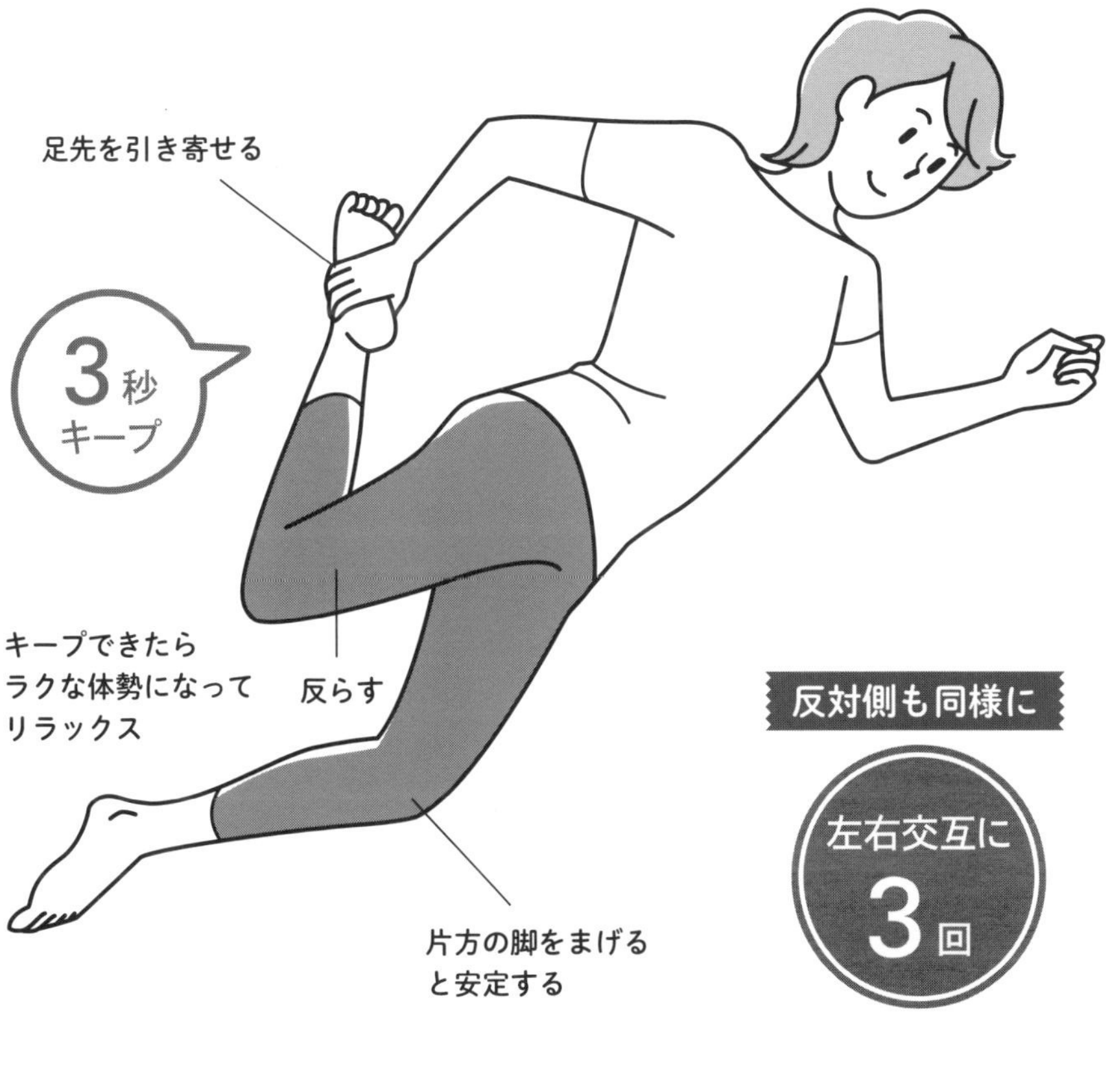
足先を引き寄せる
3秒キープ
キープできたら
ラクな体勢になって
リラックス
反らす
片方の脚をまげる
と安定する
反対側も同様に
左右交互に
3回

POINT

最初はきついと感じますが、２～３週間すれば筋肉が伸び、ラクにできるようになります。

朝におすすめ

4 股関節まわし

1 膝を立てる

仰向けになり、片膝を立てる。

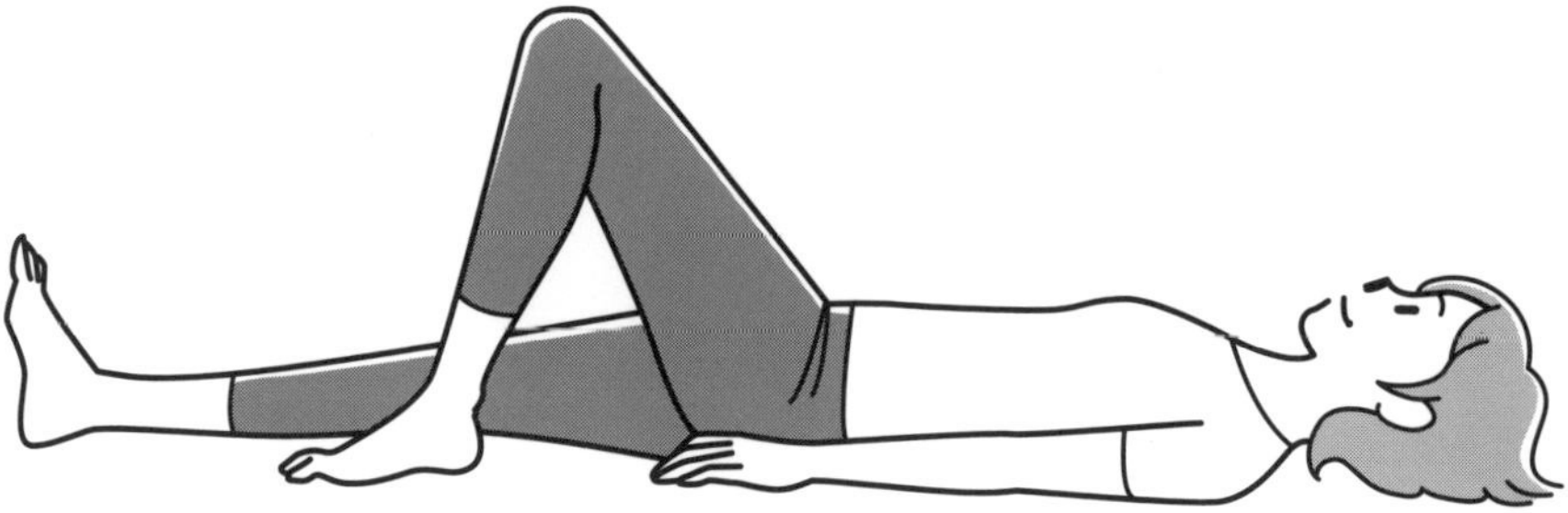

POINT

股関節は、骨粗しょう症などの影響で骨折しやすい箇所。股関節の筋肉を伸ばし、可動域を広げて、骨折を防ぎましょう。

2 股関節をまわす

つま先は床につけたままで、膝で円を描くように動かし、股関節をまわす。

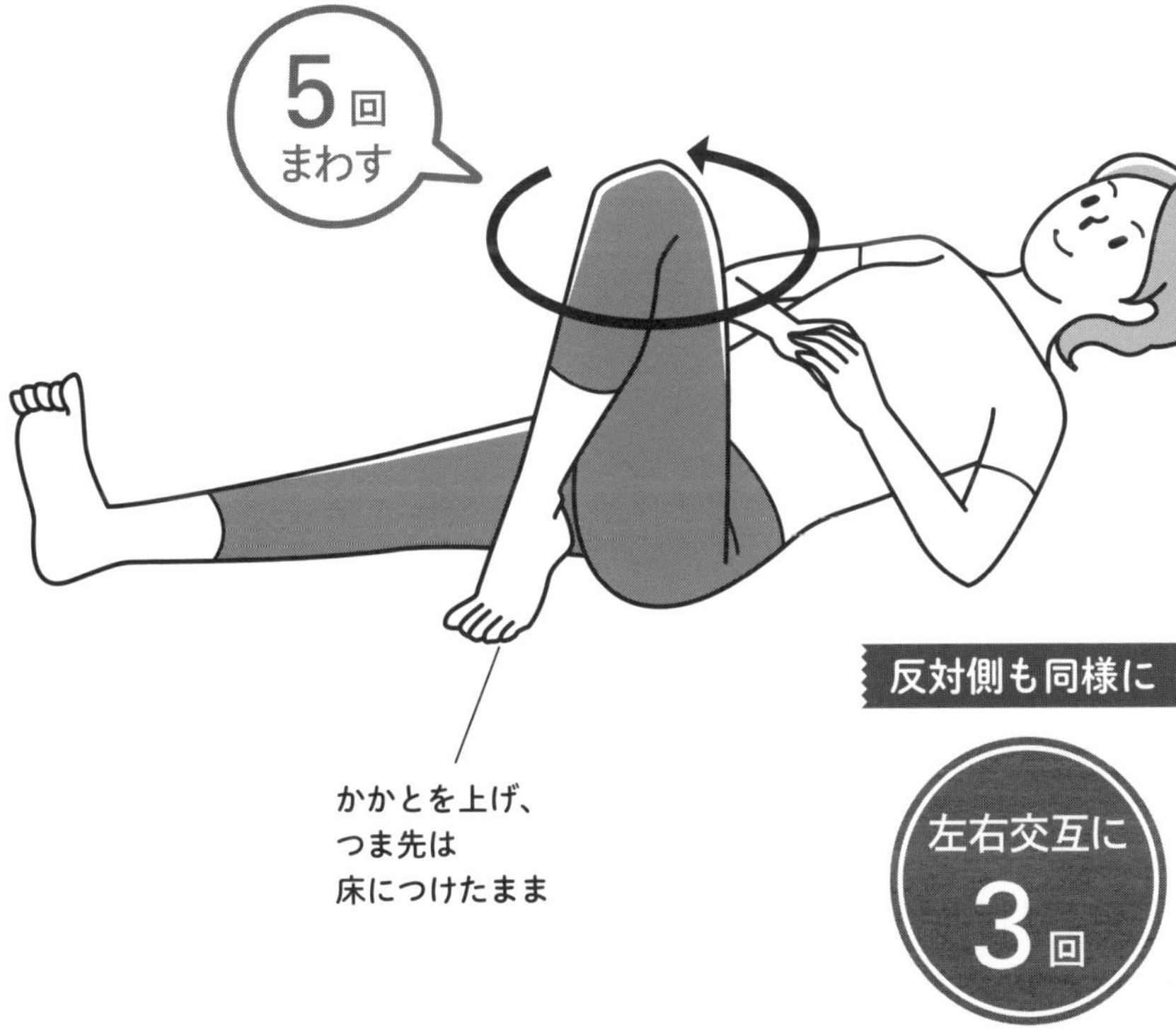
5回
まわす
かかとを上げ、
つま先は
床につけたまま
反対側も同様に
左右交互に
3回

POINT

うまくまわせない場合は、つま先を浮かせてもＯＫ。まわせるようになったら、つま先を床につけて再チャレンジしましょう。

1週間に1回程度

5 肩甲骨ほぐし

準備するもの

硬めの枕もしくはバスタオルを折りたたんで丸めたもの。

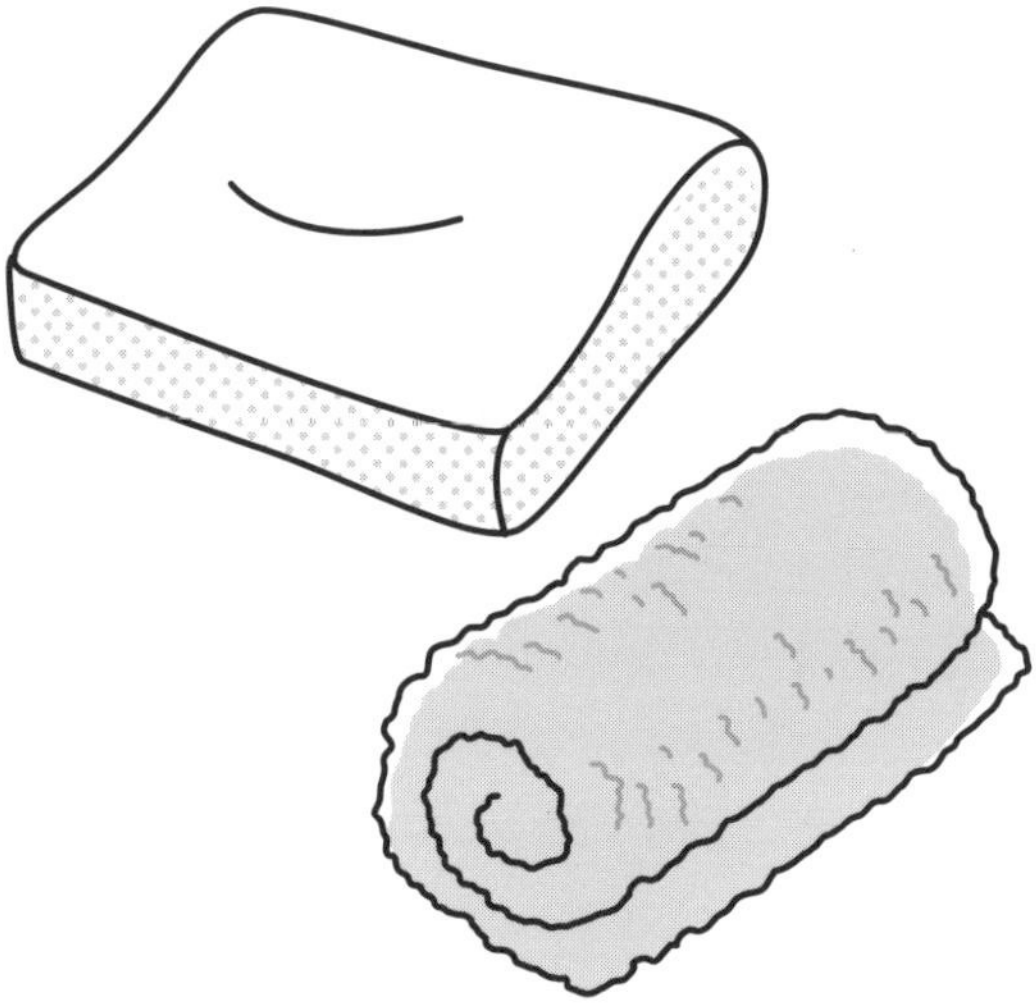

POINT

肩甲骨が内側に向いてしまうと、肩の動きが悪くなり、痛みや肩こりのもとに。肩甲骨を外側に広げ、正しい位置にリセットします。

1 肩を押す

背中に硬めの枕やバスタオルを折りたたんで丸めたものを敷き、仰向けになる。左の肩を右手でゆっくりと押す。

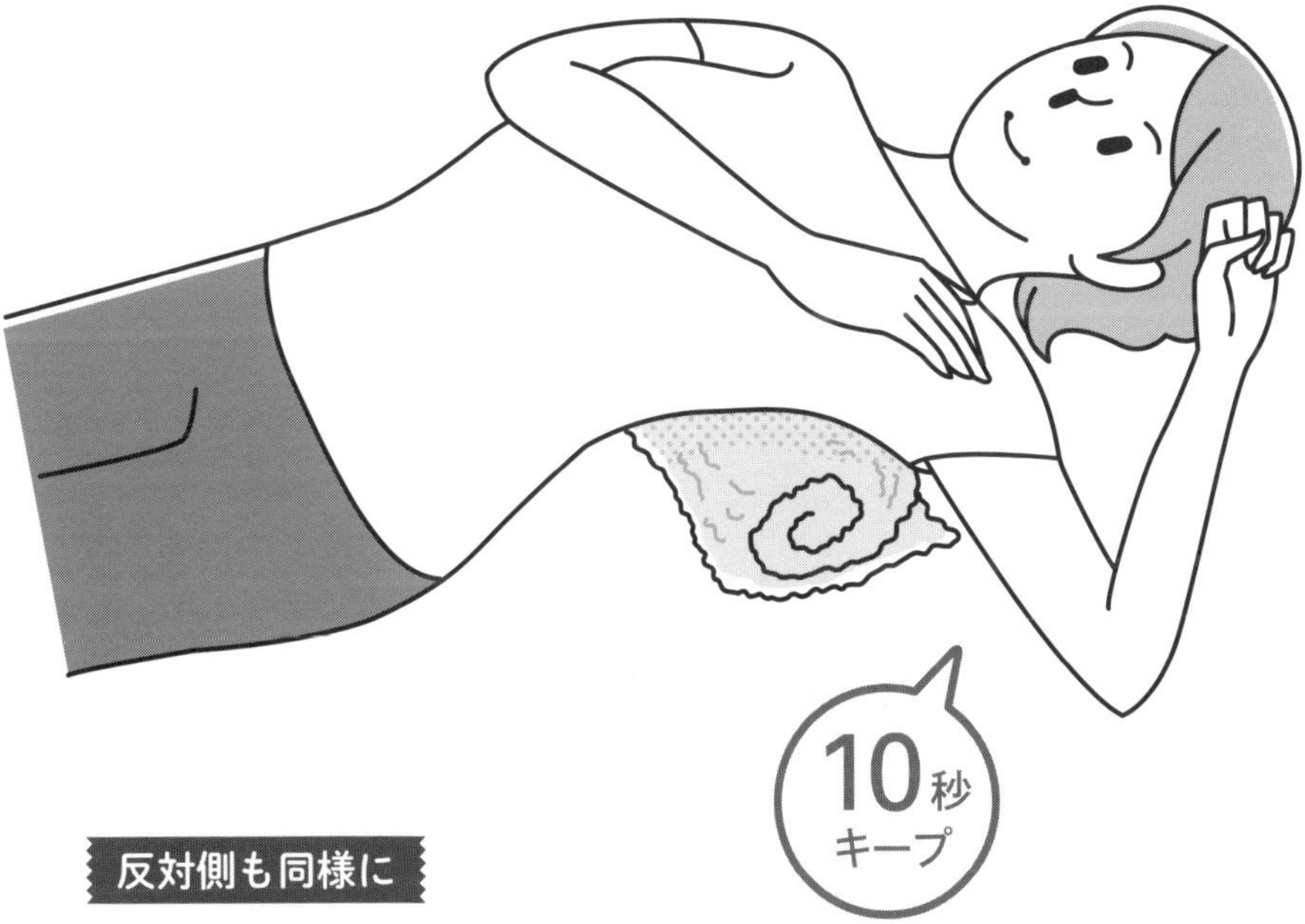

反対側も同様に

左右
1回

POINT

枕やバスタオルを敷いて背中を浮かせ、胸を張るような状態にすると効果的です。

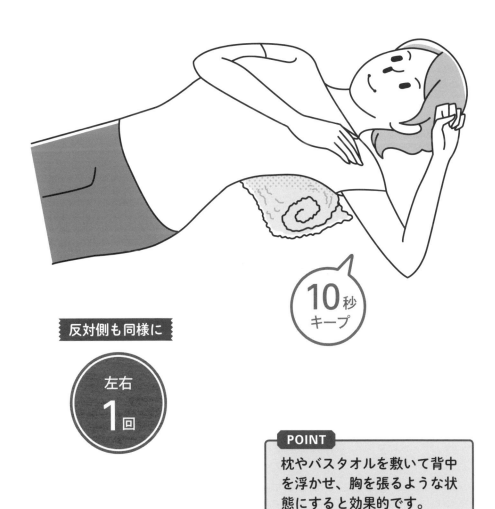

朝におすすめ

6 腕伸ばし

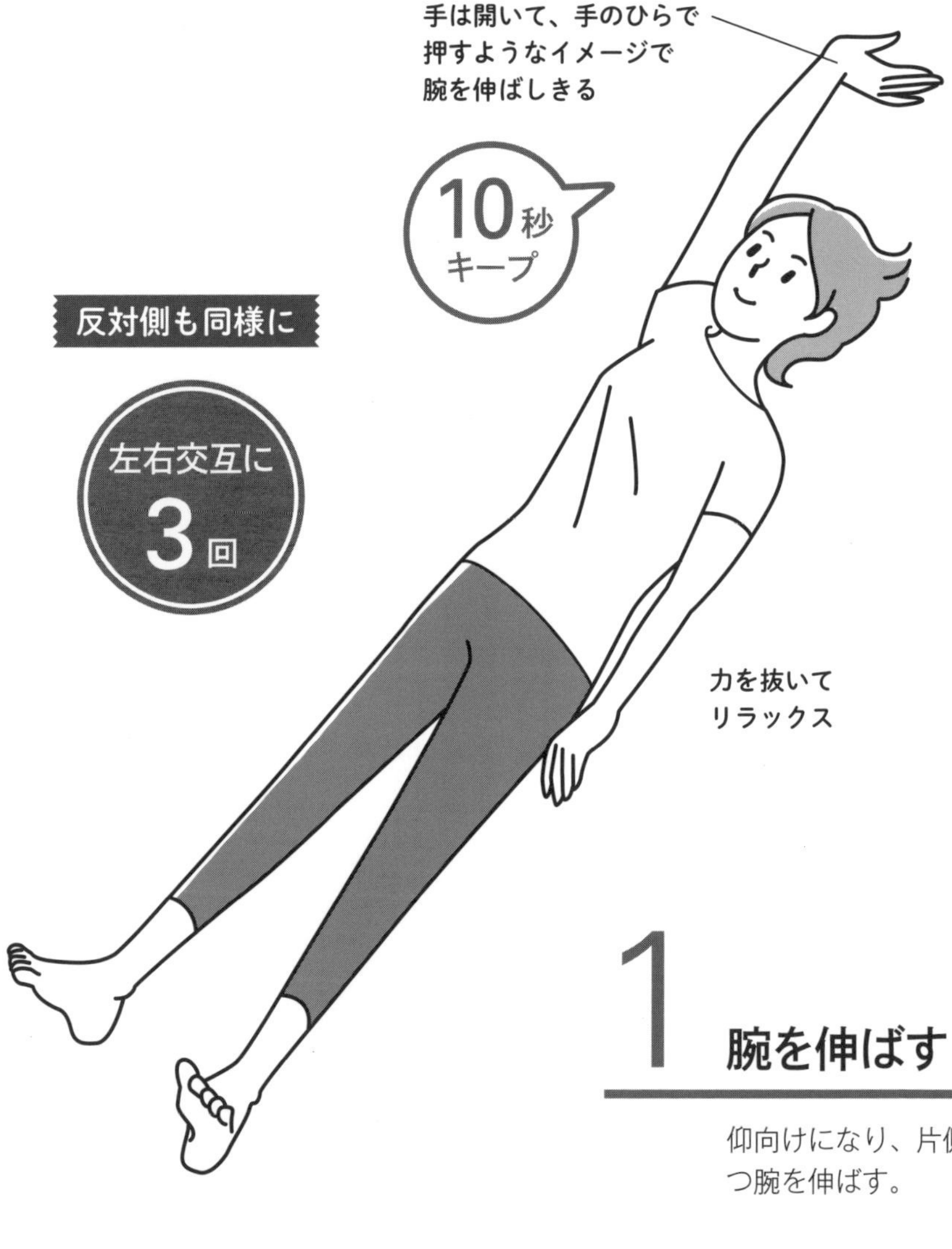
手は開いて、手のひらで
押すようなイメージで
腕を伸ばしきる
10秒
キープ
力を抜いて
リラックス

反対側も同様に

左右交互に
3回

1 腕を伸ばす

仰向けになり、片側ずつ腕を伸ばす。

痛みがあるときは……

上げているほうの腕の
付け根とわきの下を
マッサージする。

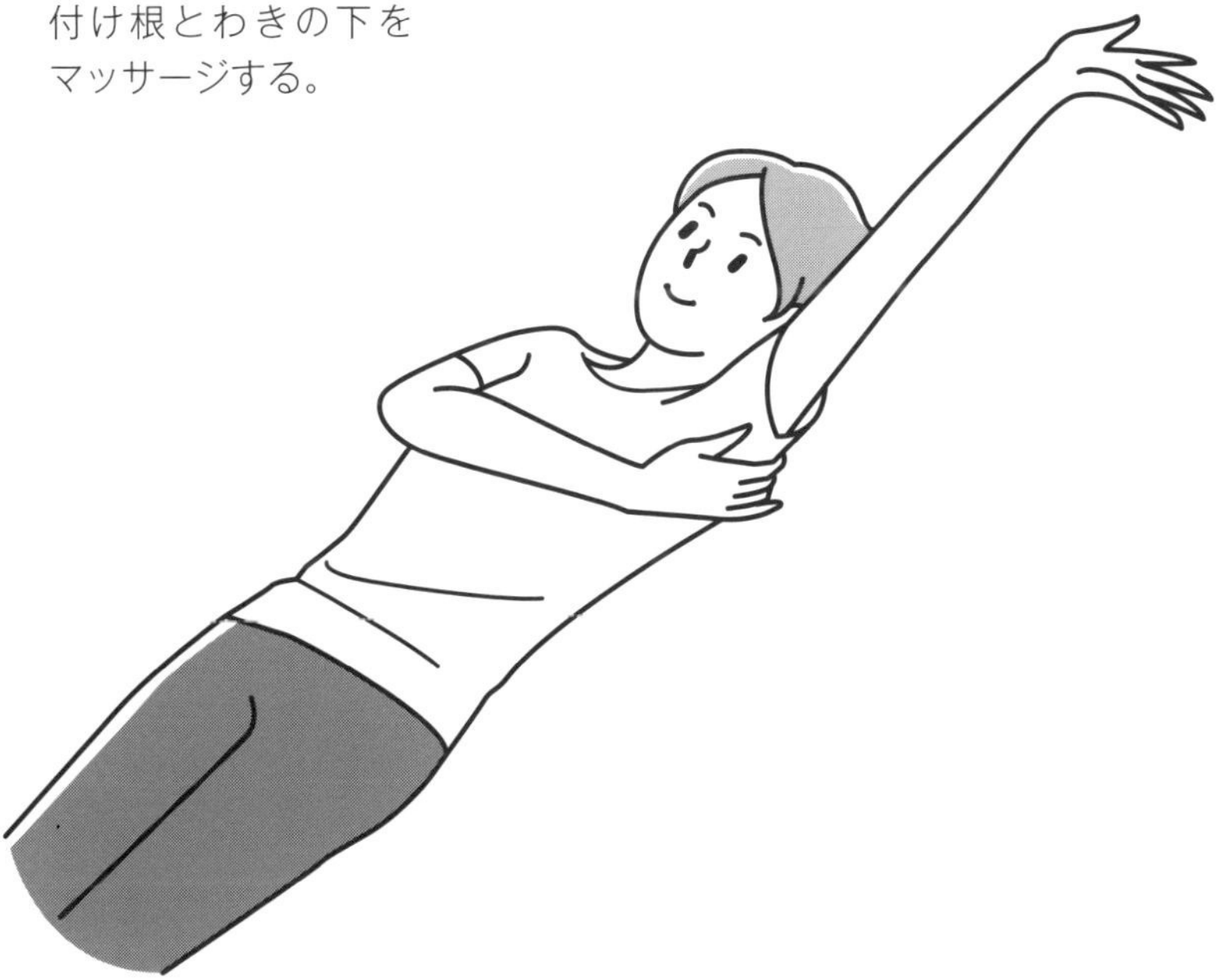

POINT

朝起きたときにおすすめのストレッチ。手足の血行がよくなり、体が動く準備が整います。

7 股関節ほぐし

1 やや横向きになる

やや横向きの体勢で、上になっているほうの脚を少し浮かせる。

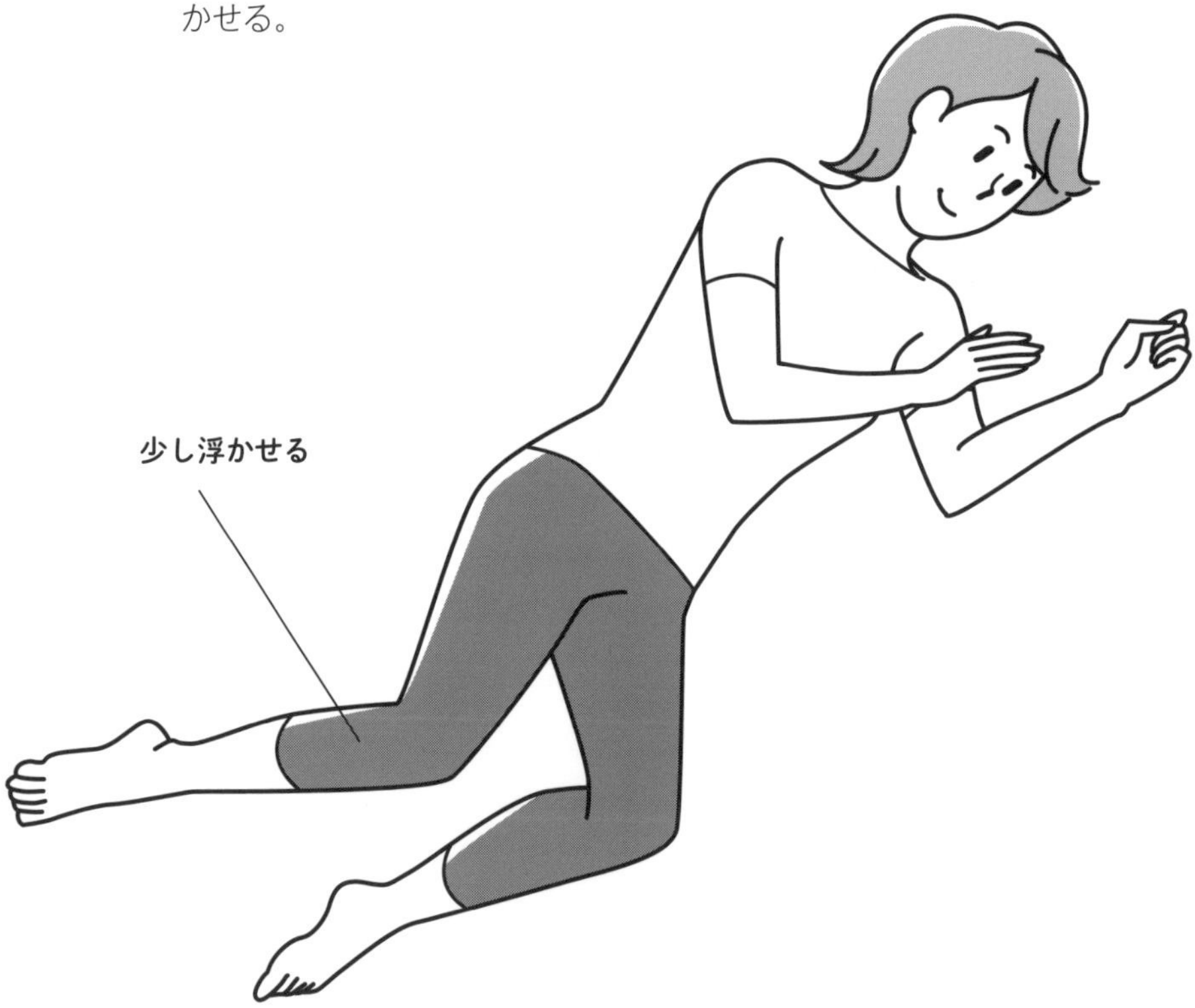

2 膝をまわす

膝全体で円を描くように、床と水平になるようにまわす。

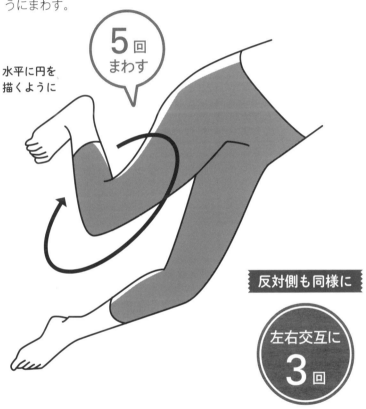

POINT

膝全体をまわすようにします。股関節だけでなく、太ももの筋肉もほぐれます。

朝におすすめ

8 骨盤まわし

1 片側のお尻を浮かせる

仰向けになり、片側のお尻を浮かせる。

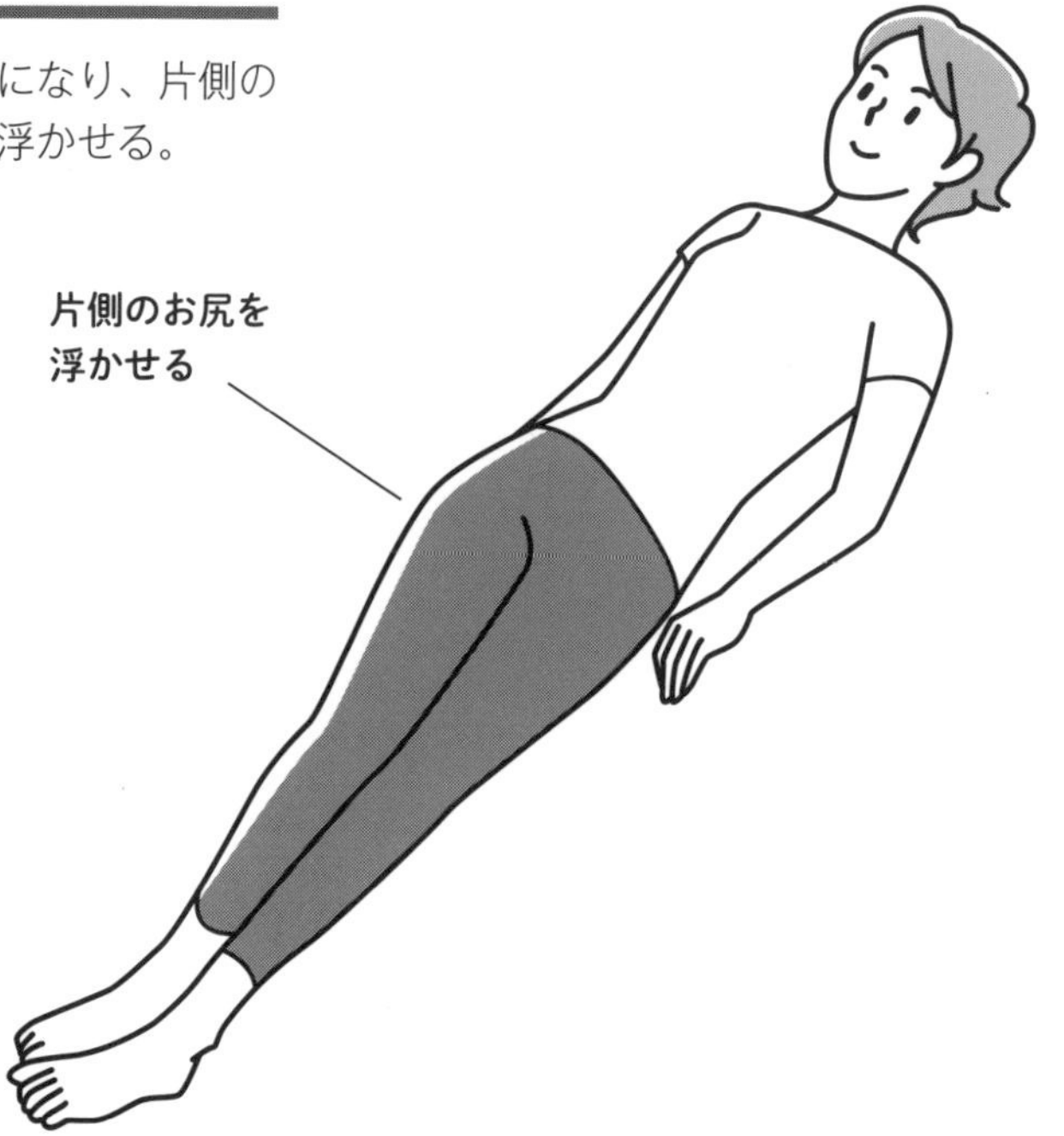

POINT

骨盤の上の筋肉が硬くなってくると腰痛の原因になります。腰痛予防・改善が期待できます。

2 腰をまわす

腰全体をゆっくりまわす。

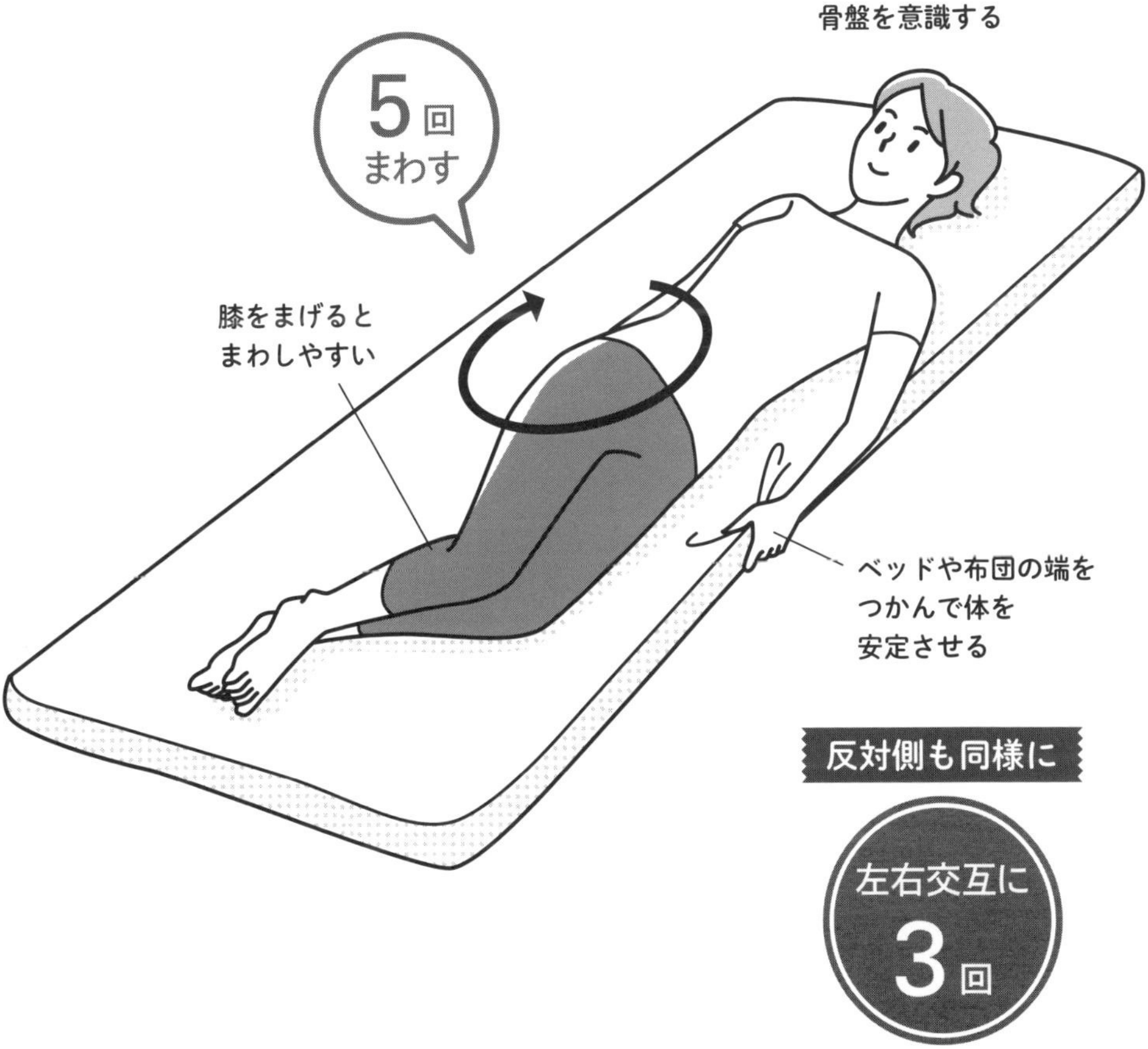
骨盤を意識する
5回
まわす
膝をまげると
まわしやすい
ベッドや布団の端を
つかんで体を
安定させる
反対側も同様に
左右交互に
3回

POINT

最初はおかしな動きでもOK。毎日やるうちに骨盤の動きが柔らかくなって、スムーズにできるようになります。

1日何回してもOK

9 腕まわし

1、2を
3回

1 腕をまわす

腕を垂直に伸ばし、腕をねじるように手を３方向に向け30秒キープ。

30秒
キープ

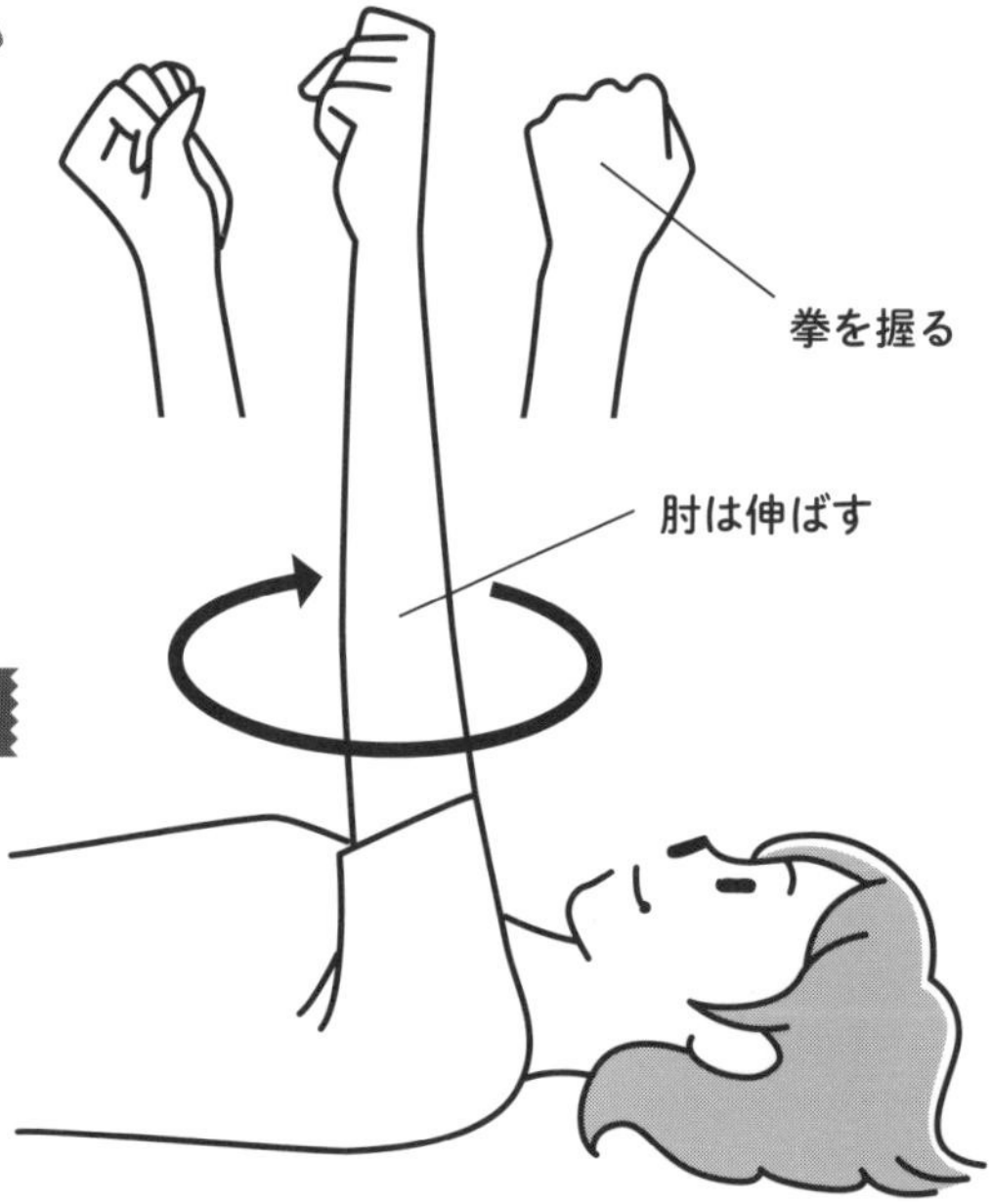

拳の向きを変えながら
３方向でそれぞれ
30秒キープする
拳を握る
肘は伸ばす

反対側も同様に

2 拳を突き出す

拳を回転させるように腕をねじって伸ばす。

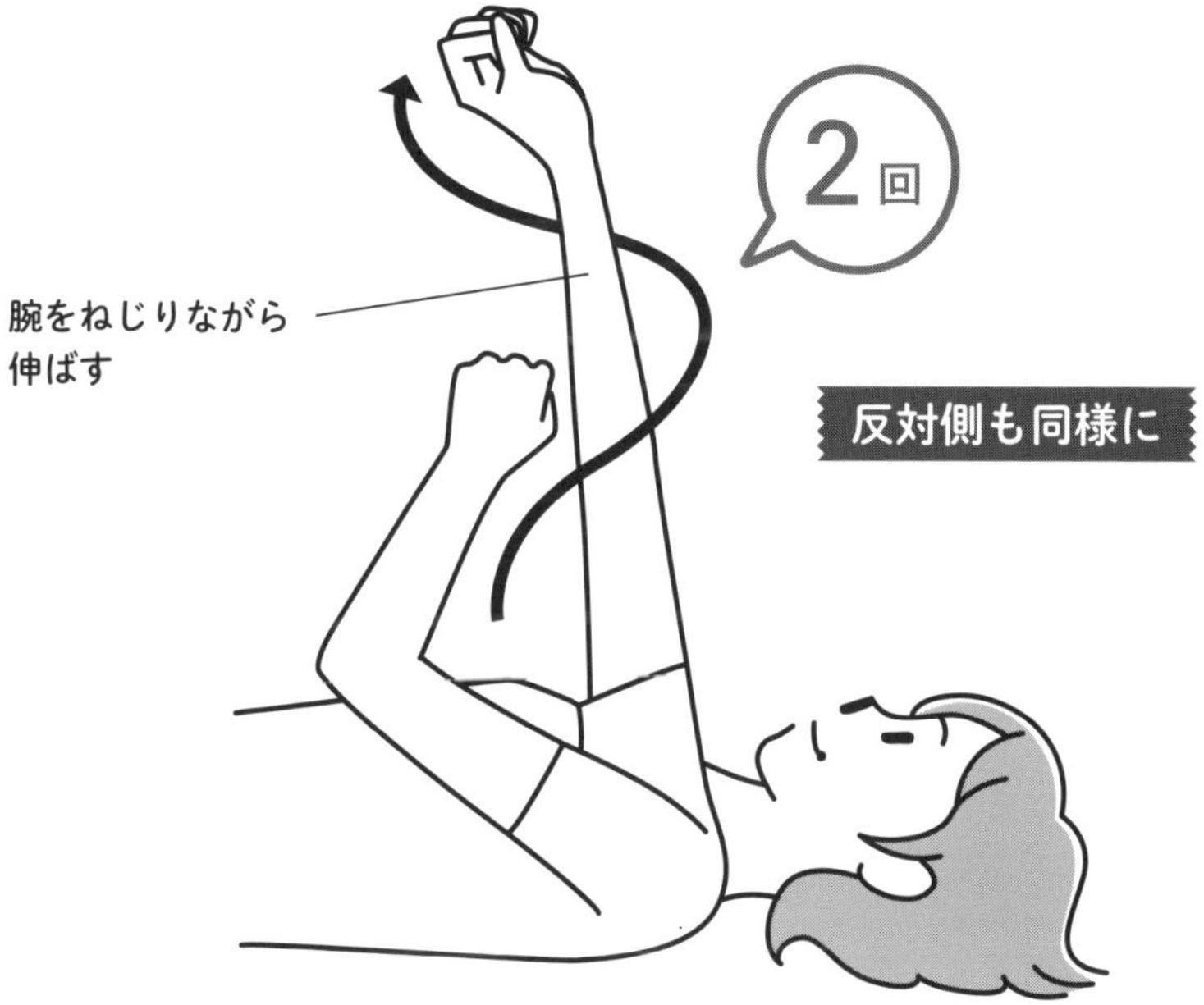
腕をねじりながら伸ばす
2回
反対側も同様に

POINT

寝たままの姿勢でなくてもＯＫ。一日中いつでも好きなときに行なえます。１～２カ月続ければ、二の腕もすっきり。

10 らくらく腹筋

1、2を
5回

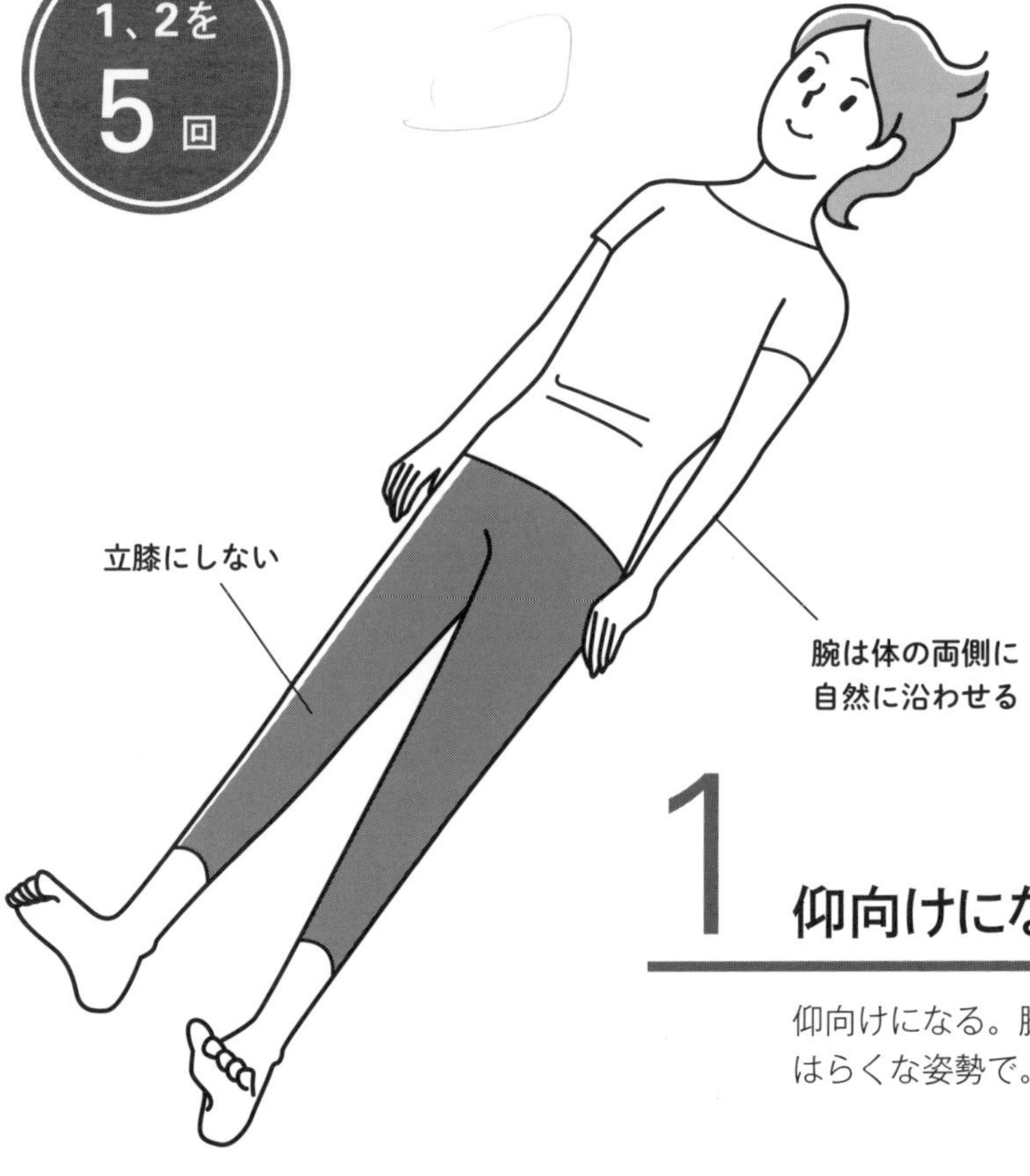
立膝にしない
腕は体の両側に
自然に沿わせる

1 仰向けになる

仰向けになる。脚と手はらくな姿勢で。

POINT

頭を持ち上げるだけでも、へそから下の筋肉は影響を受けて鍛えることができます。

2 頭を持ち上げる

おへそを見るように
ゆっくり頭を持ち上
げる。

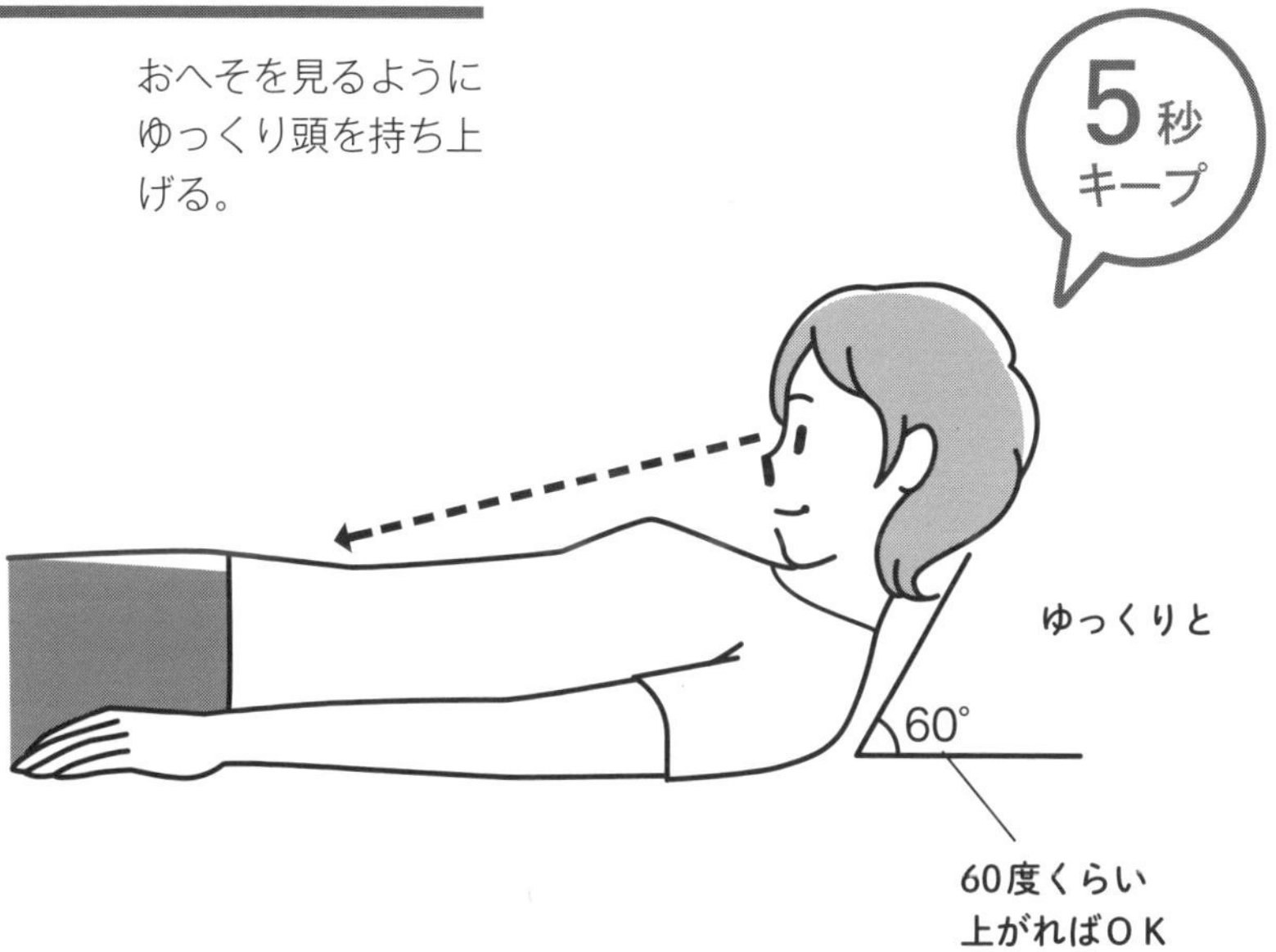
5秒
キープ
ゆっくりと
60°
60度くらい
上がればＯＫ

POINT

首や肩が痛い場合は両手を後頭部で組んで支えながら行ないましょう。

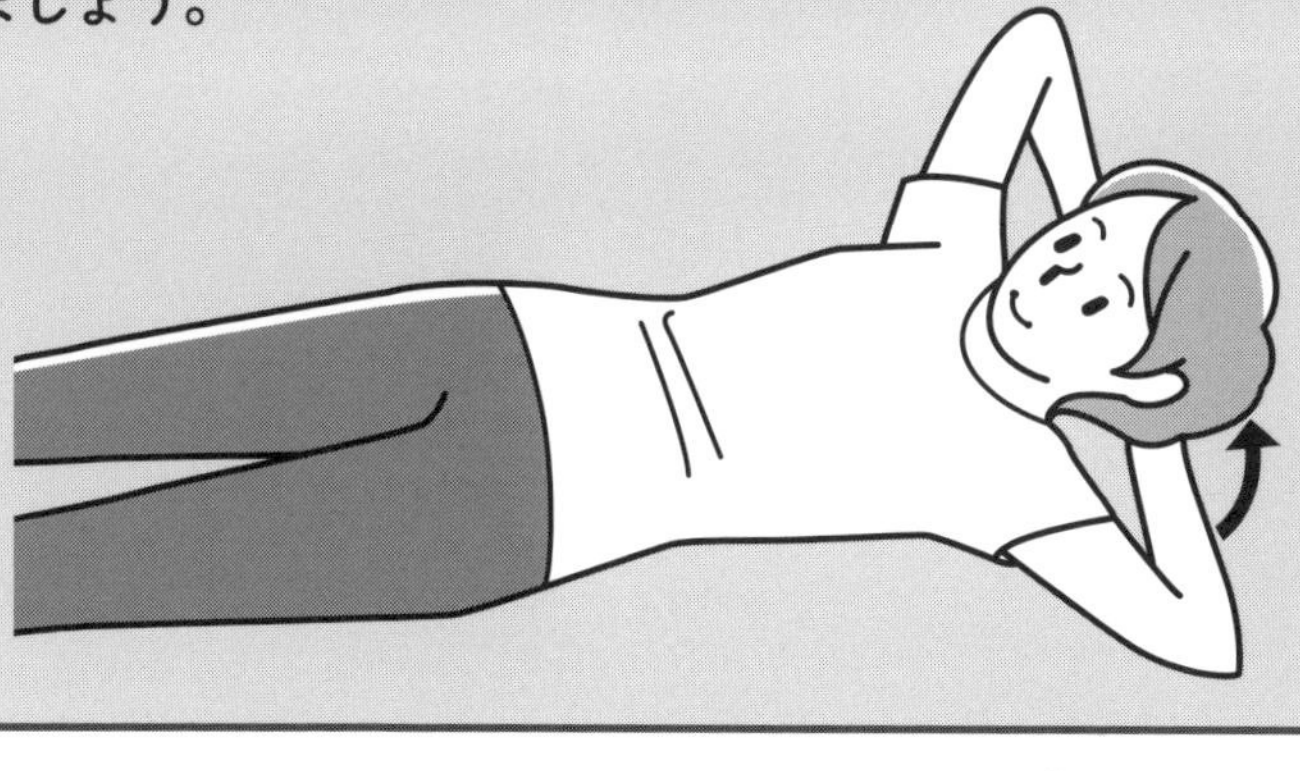

COLUMN ③

女性の物忘れ、その意外な原因

「冷蔵庫の扉を開けたけれど、私は何を出そうとしていたのだろう？」「2階に上がったはいいものの、何をしに上がったのだったっけ？」

そんな経験はありませんか？　日頃、家事をするなかで一瞬、記憶がとんでしまうちょっとした物忘れですが、このような経験をしたことがある女性は案外たくさんいます。若年性の認知症？　と不安になる人もいるかもしれませんね。

じつはこの現象、お産が関係しているともいわれているのです。一人目、二人目と出産するたび、産後に歩きづらくなる人が少なくありません。これは、骨盤のまわりにある骨盤を支える筋肉が弱まるから。そして、この筋力の低下が物忘れにも影響しているのではないかと考えられているのです。

体の筋肉は互いに連動し、影響し合っています。骨盤を支える筋肉が弱まることで、体のほかの筋肉にも影響を与えて物忘れにつながるのでしょう。産後うつや育児ストレスなどの複合的な影響もありますが、まずは筋肉を鍛えましょう。筋力が上がれば物忘れもしにくくなっていきます。

第4章

気をつけたい生活習慣

日々の基本動作で筋肉を鍛える

基本の立つ・座る・歩く

立つ・座る・歩く。これは私たちがふだん行なう動作のなかで、最も基本となるものです。それだけに、無意識に行なっている場合がほとんどでしょう。しかし、ひとつひとつの動作は、体の筋肉がいくつも関連し合って行なわれるもの。そして、それらの筋肉を正しく使えば、筋肉は強くしなやかになり、筋力も高まります。

朝晩のストレッチだけでなく、日頃の基本動作もちょっと意識して、筋肉を鍛えてみませんか?

膝に力を入れて立つ

立ったときの正しい膝の位置は、脚を横から見たときに、その中心線より少し前になければなりません。そして、後ろから力を加えても、少々の力ではそれ以上前にいかなくなります。膝がロックされた状態、と呼んでいます。

このロックされた状態が重要で、これにより膝の筋肉が伸びて筋力が上がり、大腿四頭筋の成長にもつながります。O脚などでは膝が中心線より前に出ないので、筋肉が伸びなくなるのです。長座して膝を押さえ、足首を少し上げてみると3㎝程度持ち上がります。これが膝を伸ばしきった状態です。

立つときは、胸を張り、膝がロックされるよう意識しましょう。膝を伸ばしきるイメージで、脚がピンとまっすぐになるよう心掛けてください。

このとき、重心は前寄りにかけて、かかとが少し浮くくらいにします。多くの場合、加齢とともにかかとに体重がかかりやすくなります。重心が後ろにかかるようになるのです。前重心にすると呼吸器がしっかりする一方で、後ろ重心だと心肺機能が落ちるのです。

筋力がつくよう立ち姿にも気をつけ、足腰を丈夫にして、心肺機能の改善・向上を目指しましょう。

同じ姿勢で座り続けない

猫背にならないよう、背筋を伸ばして座ることが基本ですが、長時間、同じ姿勢で座り続けないことも大切です。

たとえば椅子に座るときは、脚を組まないこと。脚を組んで1時間、2時間座ると、その姿勢を保つための筋肉ができてしまいます。そのため、同じように脚を組まないと違和感を覚えるようになり、つねに脚を組んで座るようになってしまうのです。悪循環ですね。

正座の場合も、連続して座るのは10~15分くらいまでにしたいものです。そうしないと膝に負担がかかりすぎてしまいます。

また、座ってばかりだと病気になりやすいともいわれています。ときどきは立ち上がって体を動かしたり、家事など用事をすませたりするようにしましょう。

前かがみの姿勢を長時間続けるのも避けてください。背まがり、腰まがりの大きな要因です。

大きな歩幅で、すばやく歩く

歩くときは、胸を張り、意識して膝に力を入れながら歩きます。そうすると、歩くだけで筋力が上がります。スピードをつけて歩くことも大事です。そして、かかとで着地するようにします。かかとの後ろのほうで着地するとアキレス腱に響きやすく、アキレス腱のストレッチ、さらにふくらはぎのストレッチにもなります。

具体的に説明してみましょう。

大きな歩幅で歩きます。このとき、さらに半歩から1歩ほど広げる気持ちで大きく踏み出しましょう。これだけでも筋力アップの効果があります。

次に脚の角度ですが、つま先を少し上向きにします。そうすると両膝ともにピシッと伸びて、膝にグッと力が入り、膝のまわりや大腿四頭筋など下肢全体の筋力が上がります。

スピードは自然についてきます。この歩き方で、８００～１０００ｍのウォーキングを毎日実行すれば、大きな効果が期待できますよ。

大きな歩幅ですばやく歩く

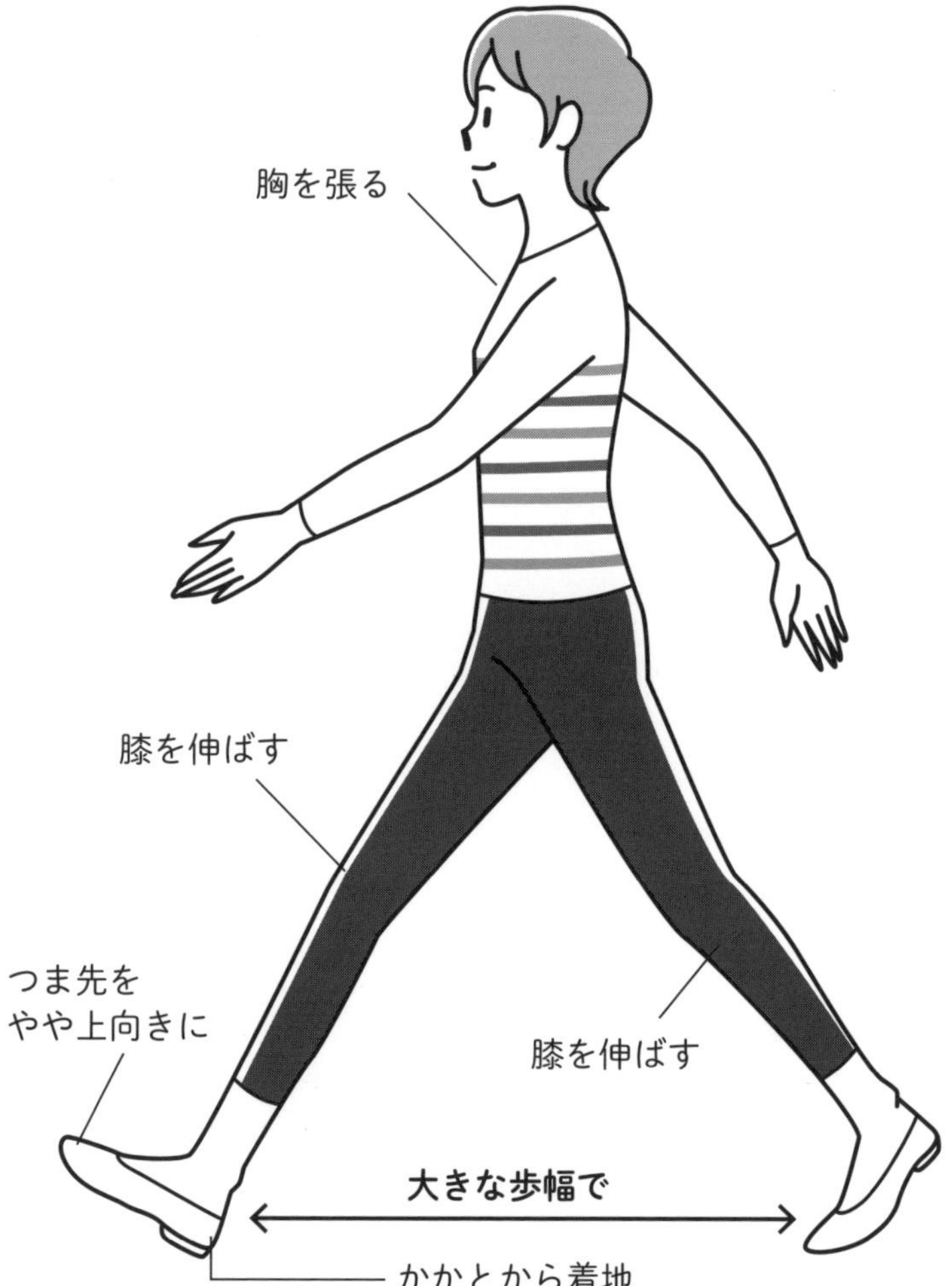

日常動作で気をつけたいこと

しなやかに健やかに過ごすために

毎日を過ごすなかで、私たちはさまざまな動作をしています。ふだんの一日を思い浮かべてみてください。朝、目覚めて起き上がり、身支度をすませてキッチンに立ち、洗濯や掃除をし、買い物に行き、食事の支度、入浴……。ベッドに入るまで、さまざまな場面で、さまざまな行動をしていることがわかります。そしてそれぞれに、体の動きが違うことにも気づくでしょう。

それぞれの日常動作で使われる筋肉は、その都度異なる組み合わせです。少しだけ意識して、ちょっと工夫して、ふだんの動作ひとつひとつを通しても筋肉を育て、筋力を高めることはできるのです。

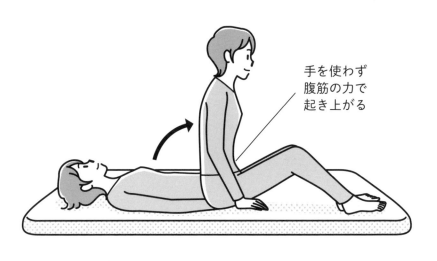

◆**朝起き上がるとき**

起き上がるときはできるだけ手を使わず、腹筋を使って起き上がるようにします。第3章でご紹介した腹筋ストレッチ（88ページ）を3回行なってから起き上がるようにするとよいでしょう。初めはうまく起き上がれないかもしれませんが、続けるうちに手を使わなくても起き上がれるようになっていきます。

上体を起こすまでは手を使わないようにしましょう。

◆キッチンに立つとき

キッチンだけに限りませんが、立ち仕事をするときはつま先に体重をかけるようにするとよいでしょう。つま先立ちまでいかなくても、少しかかとが浮くかな、という程度でかまいません。膝は、必ずロックさせます。膝や太ももの筋肉が丈夫になれば、ラクにできるようになります。

脚は閉じているより、肩幅程度に少し開いたほうがよいでしょう。

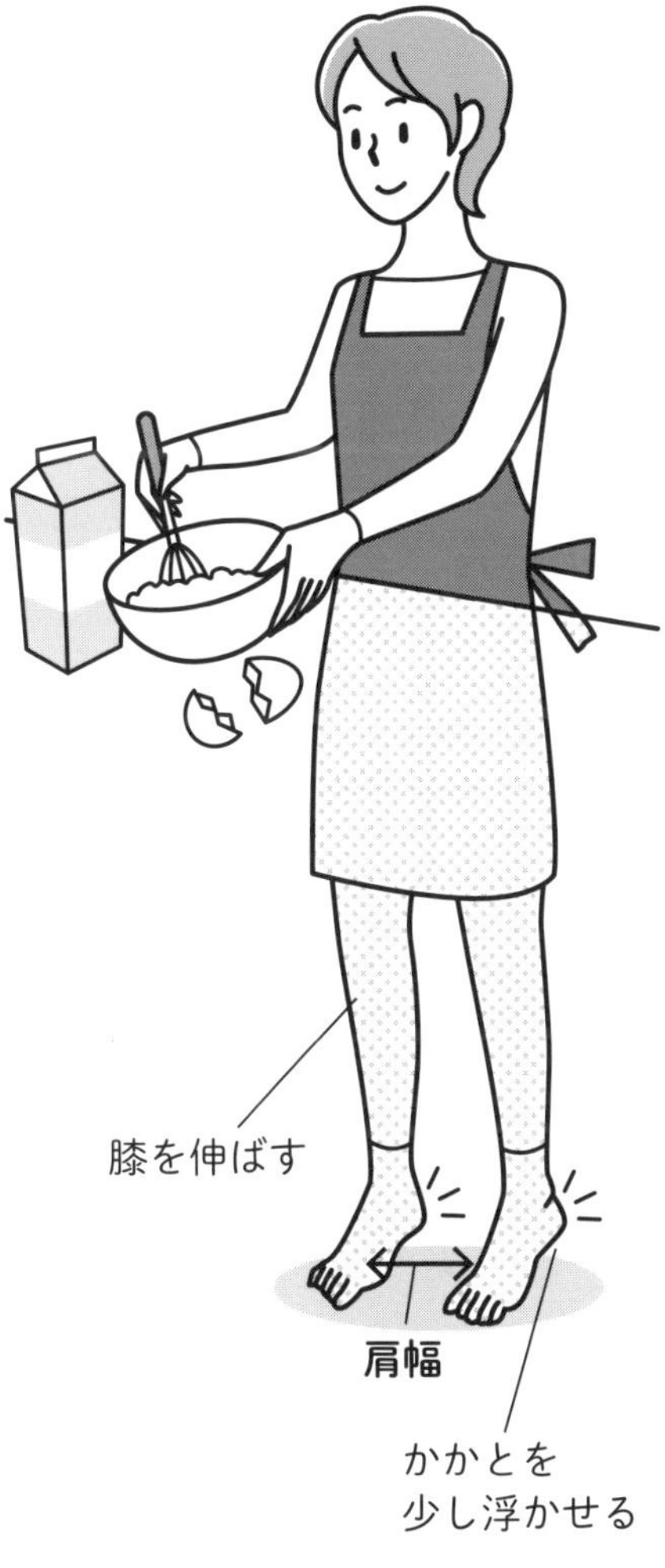
膝を伸ばす
肩幅
かかとを
少し浮かせる

◆洗濯物を干すとき

第3章でご紹介した肩や腕のストレッチ（78、80、86ページ）をして、筋肉をほぐしてから干すようにします。このときも、膝をロックさせます。

膝に力を入れることで下半身が安定します。そうすると上半身もスムーズに動くようになるのです。

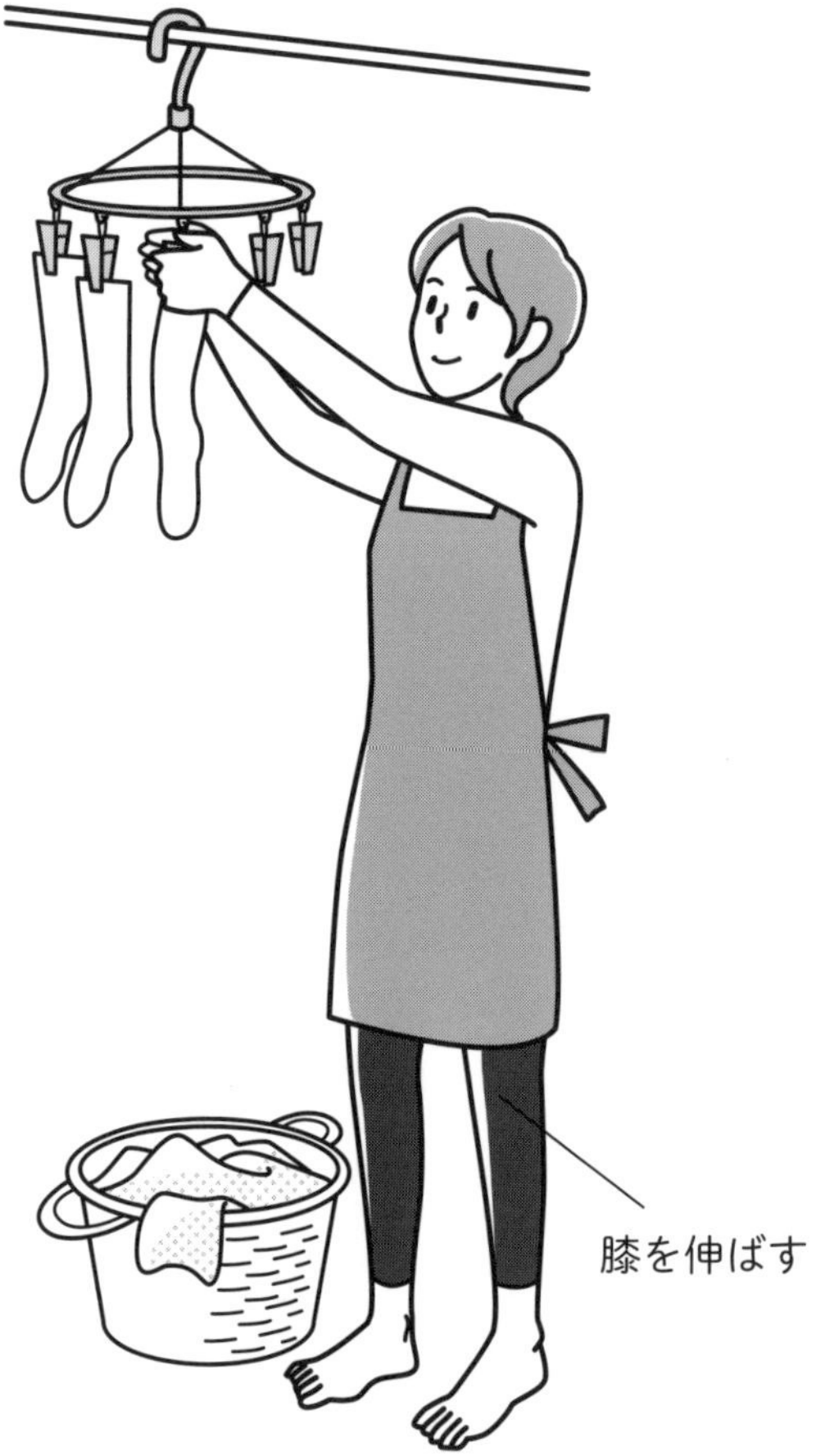

◆お風呂に入るとき

入浴の際には軽いマッサージがおすすめです。たとえば足の指や足首のマッサージ。湯につかりリラックスしながら行なうとよいでしょう。

体を洗うときは石けんで滑りやすくなっているので、肩のマッサージなどもスムーズに行なえます。

足首まわし

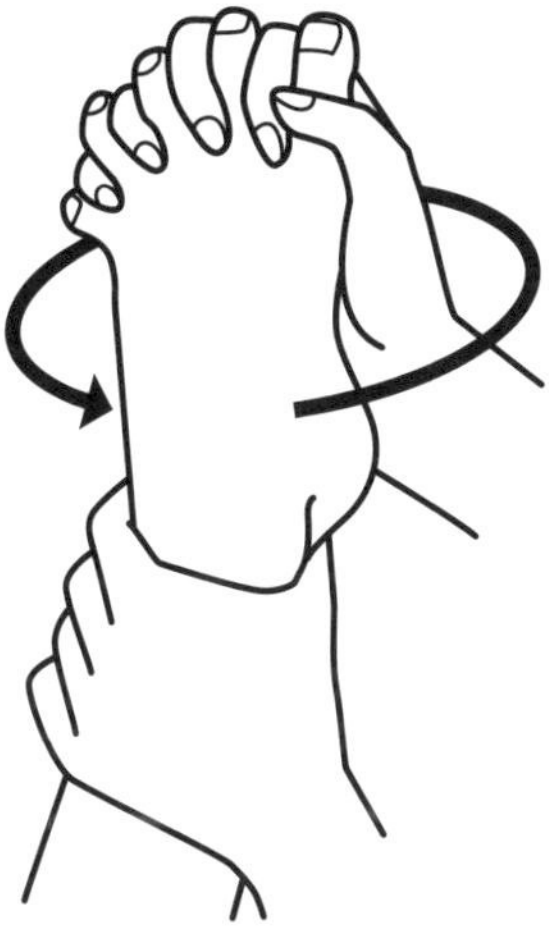

足の指と手の指を互いに組み、円を描くようにまわす。

足指まわし

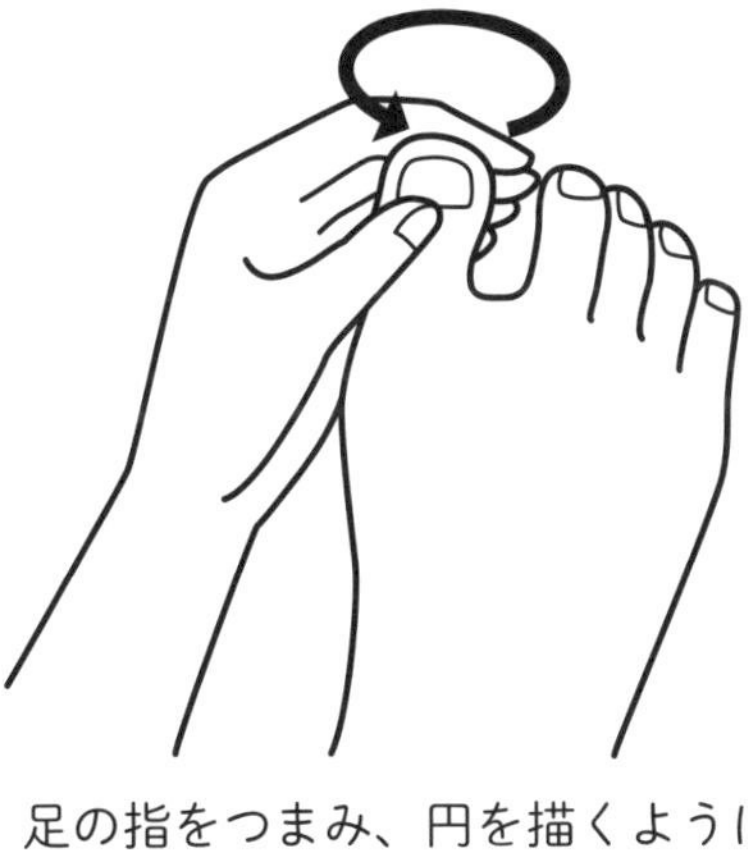

足の指をつまみ、円を描くように１本ずつまわす。

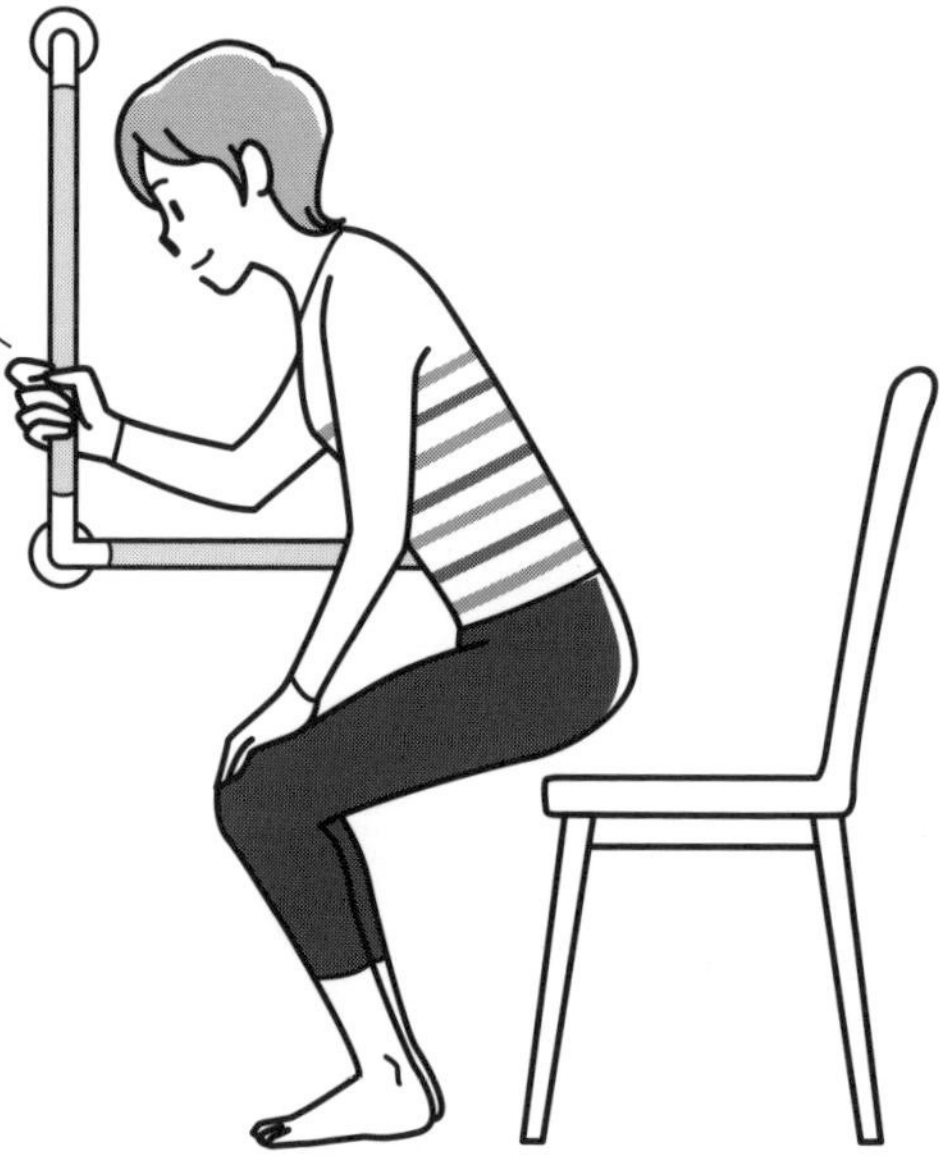

◆座るとき・立つとき

座るときや、座った状態から立ち上がるときは、筋肉にかなり負荷がかかります。手をついたり、手すりがあればつかむなど、けっして無理をしないようにしましょう。

とくに立ち上がるときは、筋肉が理想的な状態でないとグラついたりしますから、ゆっくり無理せず、を心掛けてください。

◆荷物を持つとき

重い荷物は２つに分けて両手で持つなど、片方の手で持たないようにします。片方の手や肩ばかりに偏ると、筋肉のバランスが崩れてしまいます。常日頃から片側ばかりに偏らないよう、右で持ったり左で持ったり、両方交互に持つなど意識して気をつけましょう。

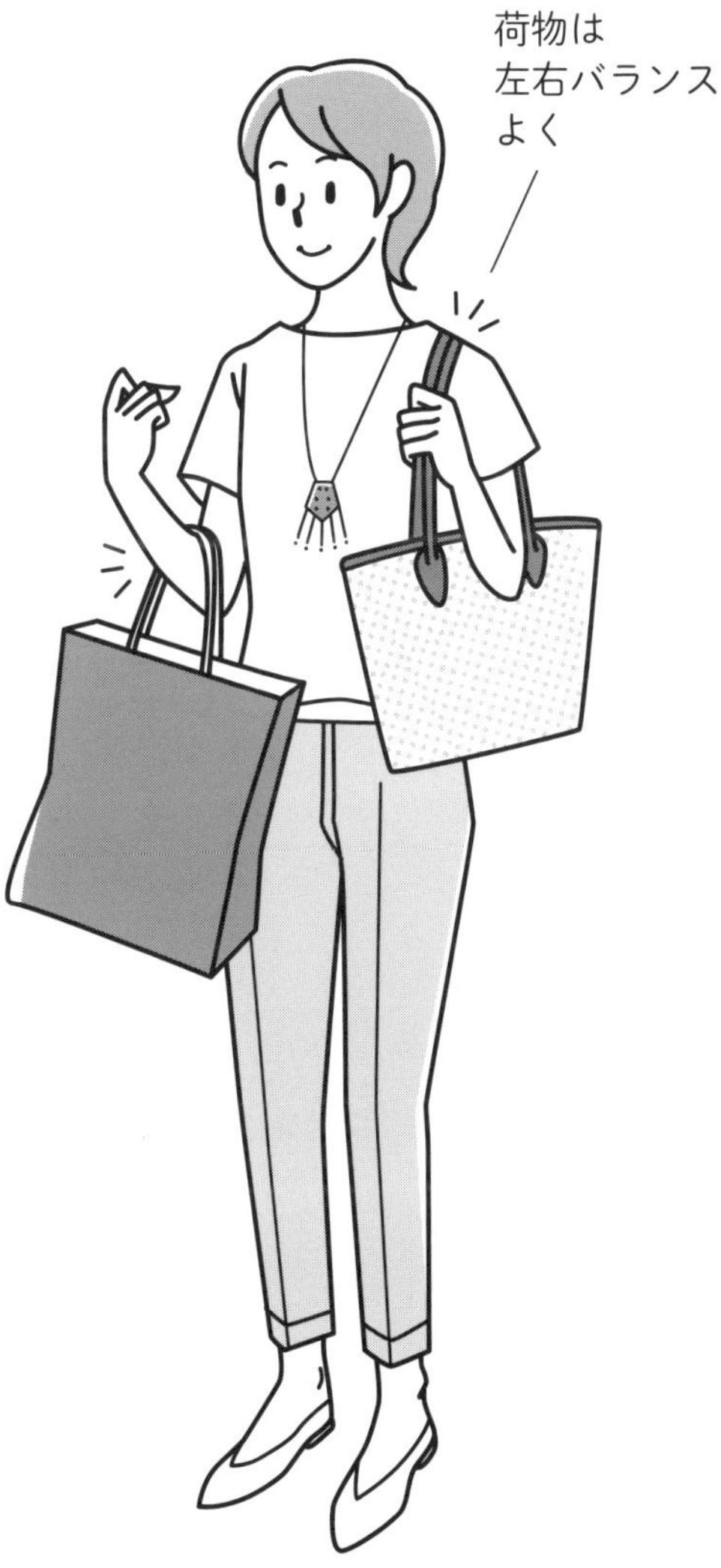

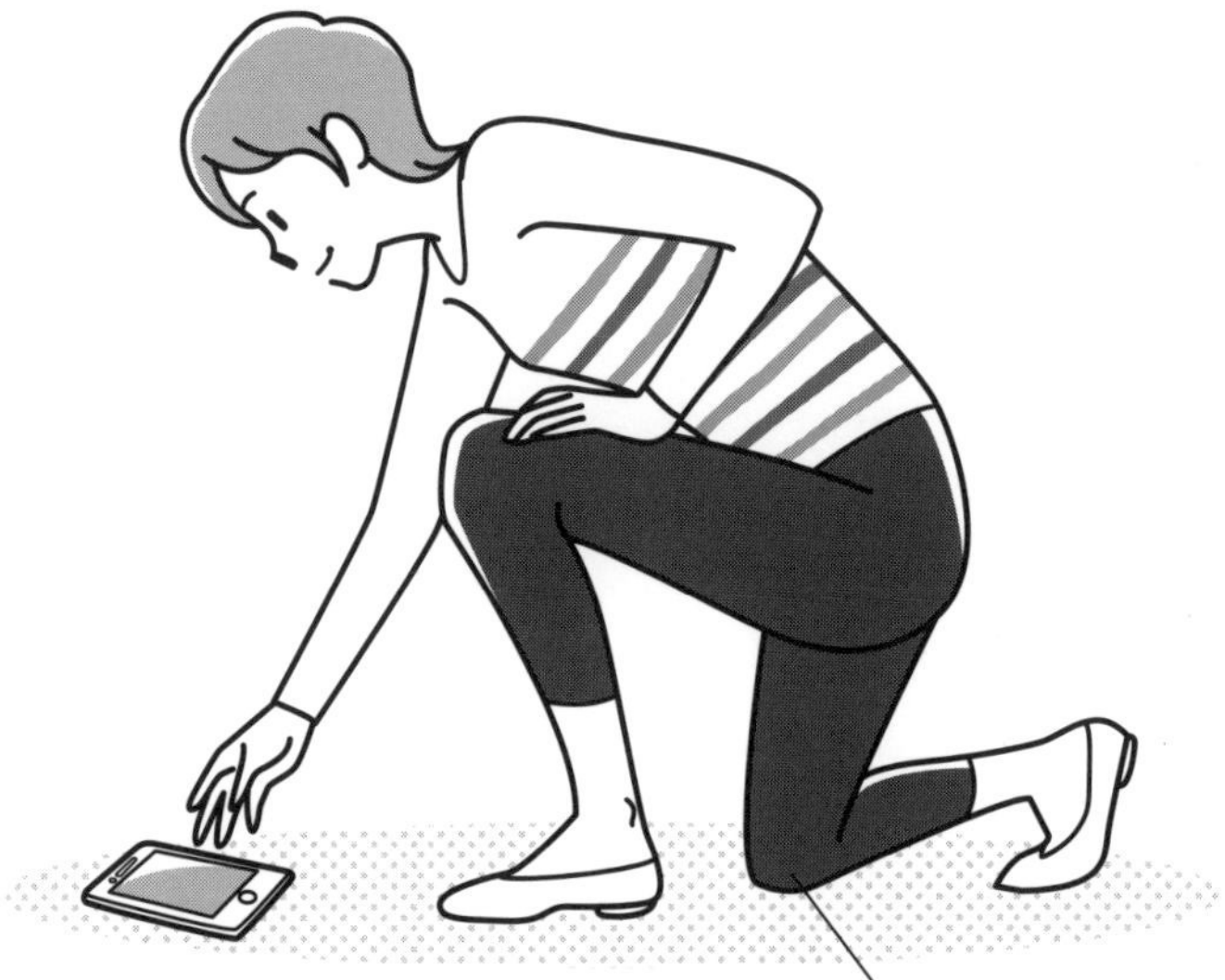

◆ものを拾うとき

ものを拾おうとかがんだとき、そして立ち上がるとき、不用意に動いて腰痛や膝痛を起こしてしまうことがよくあります。

筋力があれば膝をまげずに床の上のものを拾うことができます。筋力に自信がない場合は、ゆっくりと片膝をついてしゃがむなど、無理のない姿勢を心掛けてください。

◆その他

日常生活のなかで、自転車を利用する場面は多いものです。とくにふだんの買い物などでは、荷物をカゴに入れられるので確かに重宝しますね。また、自転車に乗ってペダルをこいでいるのだから、けっこうな運動になっていると思う人も多いのではないでしょうか。

しかし、自転車に乗るのを運動だと思ってはいけません。自転車では、足首を使いません。しかも膝を伸ばさないで乗る。とくにシニア世代の方の場合、止まったときに足が地面にペタッとつくくらいまで、サドルを低くして乗っている方が多く見られます。そうすると、膝を伸ばしきることができません。

つまり、自転車は、下半身の運動としては不十分なのです。しっかりと歩くほうが有意義な運動になります。自転車よりも歩くことをおすすめします。

「頑張りすぎない」くらいがちょうどいい

鍛えすぎずに、鍛える

第3章でもお話ししましたが、高齢になっても長く現役を続けておられる人たちは、とくに運動をされているわけではありません。多くの場合、長時間の立ち仕事によって自然に足腰が鍛えられてきたのです。また、陸上競技のマスターズ大会に出場される方を見ても、けっして無理な練習はされていません。自分のペースで体に合った練習を、無理のない範囲で続けておられます。

どんなことでも、頑張りすぎると長く続けることができません。そして筋肉も、鍛えすぎると硬くこわばってしまい、柔軟性が失われます。まさしく、「過ぎたるはなお及ばざるがごとし」なのです。

本書では、ちぢまない、まがらないためのストレッチをいくつかご紹介しています。タイトルにある「寝たまま」という姿勢も、無理なく行なうためのものです。

紹介されているストレッチは、すべての種類を毎日行なわなければいけない、というものではありません。痛いのを我慢して行なう必要もありません。調子が悪ければ、その日はお休みしてもかまわないのです。

大切なのは自分のペースで、無理なく行ない、長く続けることです。体力は筋力から生まれます。筋力がほどよく上がれば病気をしにくくなりますし、自律神経も安定します。ちぢまない、まがらない、だけではないのです。

またハードな運動では体を動かしすぎて交感神経が高ぶってしまいがちですが、ゆっくりとした無理のないストレッチなら、筋肉の緊張がほぐれ、血流もよくなります。そうすると体がほどよく温まりますから、眠りにもつきやすくなります。

一日の活動を始める前に、心と体を軽やかに。そして一日の終わりには緊張をほぐし、体をほどよく温めて、おだやかな眠りへ誘う。そんなふうに「寝たままストレッチ」が、一日の、一生の、健やかでしなやかなリズム作りに役立てばと思います。

おわりに

この本を手に取ってくださったみなさんは、楽しく、健康に歳を重ねていきたいと思われている方がほとんどだと思います。私もその一人です。

私もこれまでケガや病気をたくさんしてきました。70歳にもなれば何かしらあるものです。しかし、「歳だからしょうがない」と諦めてはいません。何歳からでも筋肉を鍛え、健康を取り戻すことはできるからです。最近、ふくらはぎの筋肉がしっかりして、血圧も安定してきました。特別なことをしているわけではありません。大好きなお酒もやめていません。数年前からストレッチで筋肉を伸ばし、意識的に歩くようにしているだけ。無理なく、続けることが大事なのです。

これまで診療してきた方たちにも、本書で紹介したような体の使い方、ストレッチや適度な運動をお勧めしています。その結果、腰や肩、膝の痛みが軽減した方、足腰が安定して力がしっかりと入るようになった方など、元気になっていかれる方をたくさん見てきました。そういった方たちは、「無理」や「頑張る」「〜しすぎる」というようなことはせず、自分の体調に合わせてコツコツと取り組んでくださったのだと思います。

患者さんが体の不調や病と向き合うとき、医師にできることは限られています。診療以外の時間の多くは日常であり、ご本人の意識でしか生活習慣は変えられないのです。

ちぢまず、まがらず、健やかでしなやかな健康寿命を生きるために、今日から健康な体作りを目指してください。体力は、筋力です。鍛えすぎずに、バランスよく筋肉を鍛えていってください。

無理せず、頑張りすぎず、長く続けることができる「寝たままストレッチ」が、生涯現役で暮らしていくために欠かせない、日々の習慣になればと思っています。

芦原紀昭

参考文献

『ゴロ寝体操ダイエット』芦原紀昭（ＰＨＰ研究所）
『芦原流　超加圧テープ健康法』芦原紀昭（文芸社）
『女性の「コレステロール」「中性脂肪」はこうして落とす！』天野恵子（ＰＨＰ研究所）

〈著者略歴〉
芦原紀昭（あしはら・としあき）
加圧治療院　院長。内科・整形外科医。1974年群馬大学医学部卒業、同付属病院麻酔科入局。1975年より日本汽船の船医となり、海外各国の医療を視察。愛媛大学医学部第三内科、西条済生会病院内科医長、恒進會病院院長などを歴任。加圧治療院を開業し、加圧テープ健康法を実践するかたわら、加圧整体学院で後進の育成にも努める。著書に『下腹・脚ヤセに特に効く！「ゴロ寝」２分ダイエット』（青春出版社）、『芦原流　超加圧テープ健康法』（文芸社）などがある。

編集協力　瀬川景子
本文イラスト　岡澤香寿美
装幀デザイン　小林範之（ニビットデザイン）
本文デザイン　朝日メディアインターナショナル株式会社

「腰と背中」が一生まがらない・ちぢまない！
「寝たまま１分ストレッチ」

2019年４月17日　第１版第１刷発行
2021年１月５日　第１版第12刷発行

著　者　芦原紀昭
発行者　櫛原吉男
発行所　株式会社PHP研究所
京都本部　〒601-8411　京都市南区西九条北ノ内町11
〔内容のお問い合わせは〕教育出版部 ☎075-681-8732
〔購入のお問い合わせは〕普及グループ ☎075-681-8554
印刷所　図書印刷株式会社

ISBN978-4-569-84435-0